长寿的习惯

不老長寿メソッド
死ぬまで若いは武器になる

〔日〕铃木祐 著

张晓颖 译

U0303511

中信出版集团 | 北京

图书在版编目（CIP）数据

长寿的习惯 /（日）铃木祐著；张晓颖译 . -- 北京：
中信出版社，2023.1（2024.4重印）
ISBN 978-7-5217-4851-2

I. ①长… II. ①铃… ②张… III. ①长寿－保健－
基本知识 IV. ①R161.7

中国版本图书馆CIP数据核字（2022）第 191374 号

长寿的习惯
著者： ［日］铃木祐
译者： 张晓颖
出版发行：中信出版集团股份有限公司
（北京市朝阳区东三环北路 27 号嘉铭中心 邮编 100020）
承印者： 河北鹏润印刷有限公司

开本：880mm×1230mm 1/32 印张：6.75 字数：120 千字
版次：2023 年 1 月第 1 版 印次：2024 年 4 月第 3 次印刷
京权图字：01-2022-2251 书号：ISBN 978–7–5217–4851–2
定价：49.00 元

目录

PART2 实践篇——正确地痛苦

第2章 运动——阶段性负荷，使你的外表和大脑都变得年轻

技法1 循序渐进地锻炼 ---029

第3章 毒素和断食——改善新陈代谢，从细胞层面使身体恢复年轻

技法2 AMPK饮食法 ---048

序言

世界上有些人有着令人惊讶的年轻心态和身体。在很多国家，健康寿命一般指的是 70 年左右，但与此相比有些人即使到了 100 岁也能健康地四处走动，毫不费力地进行诸如演奏乐器、下象棋等脑力活动。

您知道意大利的撒丁岛吗？它位于地中海，是一个风景秀丽的旅游胜地，作为被众多名人喜爱的度假地点而闻名于世。

但是，在历代科学家眼中，除风景优美外，撒丁岛还因一件事情而出名。那就是这座岛上 100 岁以上的老人是世界上最多的，是一个"超长寿地区"。

据统计，生活在该岛上的百岁老人的比例比多数发达国家高出 10 倍。日本虽然是闻名世界的长寿国家，但是远不及撒丁岛。

这座岛厉害的地方在于，大部分百岁老人不仅长寿，而且生活得很快乐。

他们一大早就在住所附近遛弯，岛上没有卧床不起的老人。他们与家族和朋友之间有着很强的纽带，热爱唱歌，喜欢美食，一直在劳动，直至去世。也就是说，他们绝大多数人都很享受生活。

另一个特别值得提及的是居住在南美洲玻利维亚的奇曼尼族。他们是目前仍生活在亚马孙盆地进行狩猎和采集的原住民，人们普遍认为他们的生活方式仍处于石器时代。此外，他们的身体状况长期以来一直备受科学家们的关注。

这是因为，奇曼尼族中几乎没有人得心脏病。在他们之中，心绞痛、心肌梗死、动脉硬化等困扰现代人的疾病的发生率几乎为零，高血压、胆固醇异常和肥胖等危险情况也很少见。

根据约700位奇曼尼族人的CT（计算机断层扫描）数据可知，65%的人即使过了75岁患动脉硬化疾病的风险也依然是零。令人震惊的是，80岁以上的奇曼尼族人的血管相当于发达国家的人的50岁水平。

众所周知，在发达国家，心脏病是死亡率仅次于癌症的疾病。即使是在日本，也有15%的人因心脏病而去世，所以奇曼尼族的健康状况可谓出类拔萃。

在撒丁岛的百岁老人和奇曼尼族人的身体里，究竟藏着什么秘密呢？他们仅仅是继承了优秀的基因，还是拥有未知的技术？

本书的目的是，参考像他们一样持续保持"超常年轻态"的生活方式，从科学的角度学习抗衰老的要点，最大限度地发挥你的心理和身体潜能，实现过上和撒丁岛上百岁老人一样的生活的目标。幸运的是，近十几年来针对人的衰老方面的研究取得了很大进展，由内而外保持年轻化的观点也层出不穷。虽然对所有的生物来说"老龄化"是不可避免的命运，但是在某种程度上时针是可以逆转的。

执笔之际，我从20世纪70年代至今发表的抗衰老文献、GRADE系统等中提取了高水准材料，参考了3 000多条数据。与此同时，我们征求了UCLA（加利福尼亚大学洛杉矶分校）和哈佛大学等机构专家的意见，选择了平衡合乎科学的妥当性和有效性的技术。

从这个意义上说，这本书就像一本"最佳合辑"，在众多贯穿古今中外的抗衰老方法中，搜集了最可靠的方法。

那么，我们开始吧！

铃木祐

2021 年 1 月

PART

1

理论篇

——正确地认知

要努力地训练，
但更要努力地休息。

——乔·弗里尔（专业教练，《铁人三项训练宝典》
作者）

食疗、皮肤护理、改善生活习惯、放松身心……

如上所述，世上有很多种抗衰老的方法，而且现如今这类技术也层出不穷。只要大家在网上稍微搜一下就能发现好多抗衰老的方法，不过很多人因此被淹没在信息的海洋中而不知所措。

因此，在本书中，我会先介绍一下抗衰老的基本思想，然后讲述如何具体地实施。也就是说，我将基于研究数据，从目前已有的大量抗衰老方法中，提取出真正有效的方法，并挖掘它们的共同点。**因为在正确地保持年轻态的技术中，存在着某种共同的原则。**

简单地总结一下这些原则，真正的抗衰老方法可以分为以下三个阶段：

第 1 阶段 ▸痛苦

故意给你的身心施加痛苦

第 2 阶段 ▸恢复

彻底地治愈施加在你身体和精神上的痛苦

第 3 阶段 ▸循环往复

不断地重复痛苦和恢复的过程

但是，究竟要完成多少个痛苦与恢复周期，这是本书所要讲述的重点。只要大家一开始牢记这个原则，大概就不会迷失在信息的海洋里了吧。

下面我将详细地介绍各个阶段的重点。

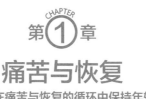

痛苦与恢复

——在痛苦与恢复的循环中保持年轻

第1阶段 痛苦

"凡不能毁灭我的，必将使我强大。"

德国哲学家尼采所说的这句话，简单地描述了人所拥有的恢复力机制。

"在青少年社团活动中被前辈大吼后，我的忍耐力提升了""工作越辛苦，换工作时越有利"，估计大家都有类似的经历吧。当然，职场骚扰等不合理的事情带来的痛苦另当别论。但"适度的痛苦"必定会提升我们的能力。

尼采的话，事实上也符合抗衰老机制。因为凡不能摧毁你的痛苦，都能够使你的身心保持年轻态。

人们容易理解的一个例子就是"运动"。毋庸置疑，运动有利于保持身体健康，比如**即使每天剧烈运动 15 分钟，因心脏疾病而死亡的概率也减少了 45%，总体死亡率减少了 30%**。[1] 运动的好处已经被多项研究数据反复证实，想必大家应该不会存有疑问了。

即使如此，可能还会有人怀疑说："虽说死亡率降低了，单纯地获得了健康的身体，也不能说明变年轻了吧？"

但是，请放心。"身体健康的人看上去都要比他的实际年龄年轻"，这件事在过去也已经被多次证实了。

具体而言，在对 1 826 对双胞胎进行的 10 年随访研究中，我们发现**身边看起来越年轻的人往往存活率也越高**。[2] 在日本进行的其他调查也表明，皮肤色斑和皱纹少，而且看起来年轻的女性，内脏脂肪少，患有动脉硬化疾病的风险也低。**用一句话可以概况这种现象，即身体健康的人看起来也年轻**。[3]

我将在第 2 章详细讲述有效的抗衰老运动。

让我们说回正题。运动可以改善你的身体，进而使你看起来比较年轻，它们之间的这种关系毋庸置疑，但是至今我们还没找到"为什么运动能使人健康"的答案。

是因为运动时身体分泌了特定的激素吗？是因为运动改善了热量平衡吗？还是因为运动提高了胰岛素的分泌量？

尽管人们提出了许多假设，但运动减少动脉硬化的原因、锻炼减少癌症发病率的根据等至今还是谜，仍未得到准确的解答。

关于运动能使人保持年轻的原因，现在最有效的观点是"**兴奋效应**"。1888 年，德国科学家舒尔茨在一次实验中发现了一种现象，少量毒药能够加速酵母的生长。他感到很不可思议，于是继续推进该项实验，得出的结论是："**少量时可刺激它，适量时可抑制它，过量时会杀死它，这适用于所有的物质。**"

对生物来说，本来是有害的事物，但用量少时或许有利于它的发展。[4] 在此之后也有类似的发现，如 1943 年免疫学家切斯特·萨瑟姆证实了树液中含有的毒物加速了真菌的生长，并把这种现象命名为"hormesis"，该词**在希腊语中是"刺激"的意思**，即"**兴奋效应**"。也就是说，如果要用一句话概括"兴奋效应"，那就是**"过多则有害，少量则有益"**。

人的命运取决于"痛苦"

自古以来就有与兴奋效应类似的观点。

著于公元 2 世纪的犹太教盛典《原则书》，有一节写道，"我们因痛苦而有所收获"，"心理的成长必伴随着痛苦，只有经历这些痛苦才能得到上帝的宠爱"，这便是犹太人的思维方式在精神领域中的表达。

17 世纪，英国诗人罗伯特·赫里克也曾留下这样的话："**没有经历痛苦就没有收获。不工作就没收益。人的命运取决于痛苦。**"他着重强调在成功过程中经历痛苦的好处。

希望无忧无虑地长大是人性使然。事实上，自古以来人们普遍认为，人生有必要经历一些不幸或痛苦。

事实上，我们的周围随处可见兴奋效应现象。疫苗就是利用兴奋效应的一个典型例子。众所周知，把毒性弱的病原体或抗体输入人体内，激活人体防御系统，使得我们的身体即使受到相同病原体的攻击也不会生病。法国细菌学家路易·巴斯德把疫苗机制总结为"**疫苗就是人为地从能引起严重疾病的事物中创造出一种导致弱疾病的事物**"[5]，这就是兴奋效应的原理。

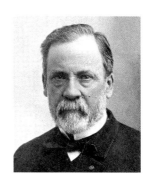

法国细菌学家路易·巴斯德

我们身边还有一个更具代表性的例子，那就是蒸桑拿。当我们置身于 70 摄氏度以上高温的桑拿房，体内的温度就会上升，心率会增加到平均每分钟 120 次。它给我们身体带来的变化接近于轻度慢跑，从而改善心脏和血管机能。

蒸桑拿对健康的作用在一定程度上得到了人们的认可，在芬兰进行的一项有 2 300 人参加的研究表明，与从不蒸桑拿的男性相比，每周蒸 2~3 次桑拿的男性因心脏和血管疾病而死亡的风险降低了 27%[6]，如果增加到每周 4~7 次的话，死亡风险甚至降低 50%。其他数据也显示，蒸桑拿可使患痴呆症和阿尔茨海默病的风险降低 65%，这个结果应该是令人震惊的。[7] 总之，蒸桑拿就像一台模拟运动效果的机器，使人们受益匪浅。

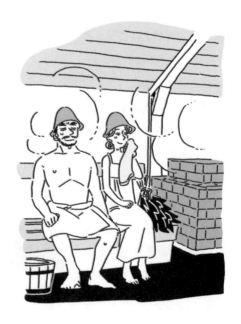

蔬菜给我们带来了"痛苦"

为了更深层次地了解兴奋效应，让我们看看蔬菜的案例吧。一方面，吃蔬菜可以补充我们身体所需的维生素和矿物质，另一方面，它也给我们带来了"痛苦"。

为什么这么说呢？这是因为**多酚**。

多酚是植物产生的特殊物质，其中比较出名的是浆果中富含的花青素和绿茶中的儿茶素等。颜色鲜艳的水果和蔬菜的色素都来自多酚，而作为蔬菜对身体有益的原因之一，电视和杂志也经常报道这种物质。媒体中最常见的解释是，**"它可以抑制身体的氧化"**。人们认为多酚具有去除活性氧、防止细胞损伤和DNA（脱氧核糖核酸）损伤的功能。

上述观点在一定程度上是正确的，但科学界早就认为，单靠抗氧化并不能很好地解释多酚的作用。这个观点与人们普遍的观点背道而驰，是因为多酚的抗氧化作用非常小，进入人体内的成分会很快被肝脏分解掉。

下面我们了解一下兴奋效应的作用。

植物经常面临各种压力，比如因干旱而无法获得足够的水分，还有不断繁殖的霉菌等，但与人类不同的是，它们无法躲避天敌。植物花了将近10亿年的时间进化并产生了各种各样的化学物质。

辣椒中的辛辣成分辣椒素具有抗菌作用，可防止霉菌生长，绿茶中的儿茶素可抑制害虫的消化功能。未成熟的柿子之所以能避免被鸟儿破坏，那是因为它含有的多酚单宁酸有涩味。**这些都是植物在进化过程中具备的化学武器，本质上可以称之为"毒物"。**

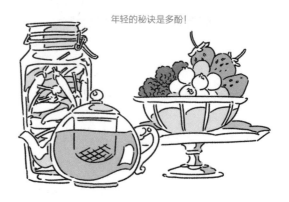

年轻的秘诀是多酚！

　　这些成分对我们的身体是有益的，无疑是因为多酚是一种有毒性的物质。

　　例如，红酒所含的白藜芦醇，刺激了一种名为Nrf2的关键转录因子，进而打开体内的解毒开关。[8]最初Nrf2是一种被外部压力（如自由基等）激活的蛋白质，这就是白藜芦醇在体内起到毒素作用的证据。

　　同理，我们知道绝大多数多酚都会在我们体内产生氧化应激反应，激活体内的"抗炎机制"。[9]**炎症是人体受到某种伤害时产生的一种反应**，比如不小心划伤手指后，伤口周围会发红；摔倒擦伤的话血就会湿乎乎地渗出来；如果被人打了头，受冲击的部位就会变红并感到持续疼痛。这就是炎症。

　　这些反应都证明免疫系统治愈了人体所遭受的伤害，并且是一种不可或缺的治愈伤害和感染的过程。没有炎症的话，我们的身体就不会那么顺利地恢复了。

　　但是身体长期有炎症也不好。如果是那种几周时间就治愈的伤口还好，像感染和糖尿病等疾病对身体造成的伤害变为慢性炎症时，会损害血管和细胞，人体就会从内部开始老化。**所以为了使身体保持年轻态，**

我们必须尽可能地抑制长期炎症。

有炎症时，我们身体与生俱来的抗炎机制就会发挥关键作用。虽然我们至今还没从生物学角度了解这个机制的全貌，但是我们知道它首先利用体内的脂肪酸和矿物质，然后采取各种措施来阻止炎症的慢性化。该机制不仅可以抑制体内的炎症，还可以增强我们的免疫力，以抵挡将来可能受到的伤害。最终的结果就是我们的身体恢复了活力。

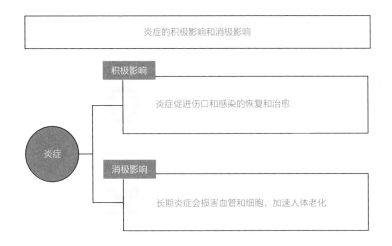

炎症的积极影响和消极影响

积极影响

炎症促进伤口和感染的恢复和治愈

炎症

消极影响

长期炎症会损害血管和细胞，加速人体老化

简而言之，多酚通过以下机制起作用，使我们的身体恢复活力。

1. 多酚在体内充当少量毒药的作用，引起体内轻度炎症。

2. 为了抵御炎症，身体激活人体抑制系统，修复损伤。

3. 在修复人体损伤的过程中，身体进一步恢复活力。

正是因为给我们的身体带来了轻微的伤害，多酚才激发了我们人类与生俱来的身心修复机制。

多酚的作用被称为"外来兴奋效应"。[10] "xeno"在希腊语中的意思是"从外面来的事物"，也就是说，我们吸收的来自植物的"痛苦"，间接地使我们的身体恢复了活力。在第 3 章，我们将介绍酒、茶、辣椒等能作为轻度"毒物"有效抗衰老的食物。

经历卢旺达种族大屠杀后的人们

兴奋效应不仅对人们的身体有推动作用，也会让人的精神（心理）因"痛苦"而得到成长。

1994 年 4 月，东非一个叫卢旺达的国家发生了人类历史上前所未有的悲剧。共同居住在该国的多数派胡图族开始对少数派图西族进行屠杀，大约 100 天内死了 80 多万人，最终导致卢旺达的人口减少了20%。目前惩罚战犯的审判仍在进行中。

关于这场大屠杀，值得大书特书的是惨不忍睹的杀人方法。一位在大屠杀中幸存下来的少女在回答记者问题时这样说：

"一天，一群胡图族民兵在纸莎草叶下发现了我妈妈。当我妈妈站起来，给他们钱请求他们一刀砍死她时，他们剥光了她的衣服并抢走了她的钱。然后他们砍断了她的双臂，又砍断了她的双腿。"[11]

这简直是人间地狱。虽然我们至今还不清楚卢旺达种族大屠杀的全过程，但是这件事给幸存者带来的创伤是无法估量的。从那以后，他们过着怎样的生活呢？

2013 年宾夕法尼亚大学对此进行了一项调查，并出乎意料地发现，他们并没有被这一悲剧击垮，而是从心态和行动上都变得更积极、更进取。[12]

研究小组推测："这可能是因为精神上的创伤打破了过去的旧思维，使受害者能够重新面对新的事物。"因为经历了这场悲剧，他们的思考方式变得很积极了，萌生了"世上没有百分百的事""除了做自己喜欢的事，别无选择"的想法。

当然，这个调查结果并不是说大屠杀是合理的，仍然有很多幸存者患有严重的PTSD（创伤后应激障碍症）。因此对悲剧的反应因人而异，不能一概而论。

然而，即使经历过卢旺达种族大屠杀那样的人间地狱，一些受害者也能让身心变得更加强大，这也是事实。这是证明人类思维具有灵活性的一个非常有价值的例子。

即使是小小的"痛苦"，也能提高大脑的认知机能

即使不使用卢旺达种族大屠杀那么极端的例子，也有很多例子可以证明，我们在日常生活中经历的痛苦可以使我们在精神上得到成长。

2018年，由剑桥大学等机构组成的研究团队以学生为对象调查了"痛苦和成长的关系"。调查内容包括一些消极的问题，比如是否目击过悲惨的车祸、是否与朋友打过架、爱的人有没有患病等，以及这些事情有没有影响受试者的认知机能。[13]

结果大致与预期相符，即过去有更多负面经历的受试者往往有更好的记忆力和注意力控制能力。虽然精神上的创伤会导致PTSD之类的问题，但是适度的不愉快经历似乎有助于训练大脑的韧性。

这种现象在心理学上被称为"创伤后成长（PTG）"，团队表示："负面经历有助于培养认知控制能力，许多从困境中走出来的人获得了精神恢复能力。"

虽然没有人愿意经历不好的事情，但是毫无疑问，人们能够在逆境中成长。在经历不愉快的事情时，你如果想到"现在我的大脑正在接受训练"，大概会起到一定的激励作用吧。

第 1 阶段的总结

- 沉睡在体内的恢复力被"痛苦"唤醒。
- 适量的毒和刺激对我们的身体有益。
- 多酚（饮食）、运动和压力等"毒物"也可以激活兴奋效应。

第 2 阶段 | 恢复

运动界有这样一句谚语："**要努力训练，更要努力地休息。**"这句话传达了一个经验法则，即严格的训练必不可少，但相比之下更重要的是"恢复"阶段。

虽说抗衰老过程中"痛苦"是不可或缺的，但是如果你长期处于压力中，可能就会生病。要想把痛苦转化为保持年轻的源头，恢复阶段是至关重要的。

肌肉的增长就是一个很好的例子。众所周知，在训练过程中，如果损伤了肌肉纤维的话，人们必须适当地休息和补充营养才能达到增加肌肉的目的。如果你没有休息而是不停地锻炼，受损的肌肉纤维就不能及时修复，而且达到身体极限时，你就会感到不同程度的身体不适。[14]

尽管身体的不适程度因人而异，但达到不适等级 3 时，大部分人都需要花费几个月才能恢复到正常状态。仅仅疏于休息，就会使你身心崩溃，到头来刻苦训练却加速了衰老的进程。

总之，"能够使你保持年轻态的运动方法"是：

运动＝训练＋休息

谈到锻炼，很多人往往只关注训练技巧。比如人们往往只搜集有助

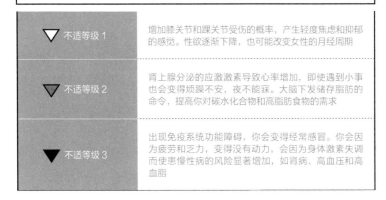

过度锻炼引起的不同程度的身体不适	
▼ 不适等级 1	增加膝关节和踝关节受伤的概率，产生轻度焦虑和抑郁的感觉。性欲逐渐下降，也可能改变女性的月经周期
▼ 不适等级 2	肾上腺分泌的应激激素导致心率增加，即使遇到小事也会变得烦躁不安，夜不能寐。大脑下发储存脂肪的命令，提高你对碳水化合物和高脂肪食物的需求
▼ 不适等级 3	出现免疫系统功能障碍，你会变得经常感冒。你会因为疲劳和乏力，变得没有动力，会因为身体激素失调而使患慢性病的风险显著增加，如肾病、高血压和高血脂

于燃烧脂肪的运动和正确的姿势等信息，而很少有人认真地思考过什么是"正确的休息"。

应对压力时，必不可少的因素是什么？

不仅是身体，我们的精神也需要正确地恢复。但是在精神恢复方面，人们往往会选择错误的方式。

美国心理学会（APA）在正式声明中提到**"现代人经常采用错误的解压方法"**[15]。也就是说，很多人选择通过不健康的方法缓解压力，没有得到真正的休息。

往沙发上一躺、吃零食、抽烟……

这些都是常见的休息方式，但是美国心理学会并不推荐这样的休息方式。虽不能说这些休息方式完全没有意义，但休息的效果是有限的。

产业组织心理学家凯莉·库珀表示，应对压力时最重要的是**"可控感"**。[16]这是一种**"我现在有一个明确的目标，而且知道怎么实现它"**

的心理状态。

比如你被老板骂了，但你清楚地知道被骂的原因是你没有确认预算，这时候你就不会感到有压力，只要下次记得确认预算就可以了。

但是，如果你并不知道老板为什么生气，那么会怎么样呢？你就会陷入种种困惑中，比如"他为什么突然生气""他讨厌我了吗"，而且这些困惑带来的压力久久不能消散。

如果你没完没了地看着电视休息，这段时间应该是很愉快的，但上床睡觉的时候就会感到很空虚。在购物时买到了喜欢的商品，你的心情就会好起来，但很快又恢复了原样。

想必大家都有上述经验吧。看电视和购物虽是轻松快乐的行为，但是因为这些行为只是在消费别人给的东西，所以很难产生积极的心情。这样一来，休息的效果也会打折扣。

以下几种休息方法比较容易让你获得"可控感"：

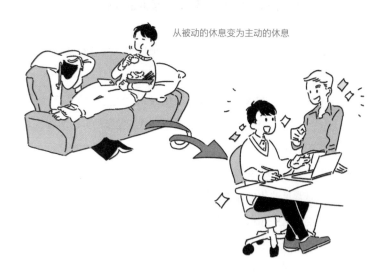

从被动的休息变为主动的休息

- **学习新技能**：学习外语、乐器等未体验过的技能。
- **与朋友交流**：与亲友一起讨论日常生活中的问题和压力。
- **善待他人**：做志愿者、参加社区活动、给朋友提建议等。

学习未知的知识和技术，和朋友交换意见，关心他人。诸如此类的行为都具有很高的积极性，因此会增强我们的可控感。结果是，积极的情绪得以提升，我们也从压力中恢复过来了。

换句话说，**真正有效的休息都具有"进攻"的姿态**。它不是"没事做，我们看电视吧""有空去逛街吧"等被动的行为，而是"明天中午开始练习乐器""去找朋友倾诉苦恼"等带有明确意图和规划性的休息，因此可以给你的大脑带来积极的刺激。

越是天才，越会好好休息

让我们来看一看瑞典心理学家安德斯·埃里克森等人在20世纪90年代进行的一项调查。[17]他们调查了多位小提琴家的练习方法，并从中找出了世界顶尖演奏家具备的特征。

首先，越是优秀的小提琴家，练习的时间就越长，排名前十的演奏家在18岁之前的练习时长大约为7 500个小时，而一般优秀的演奏家平均的练习时长为5 300个小时。练习时间越长，能力也越强，这确实是一个理所当然的结论。

但是，他们发现了一件有意思的事情，越是顶级的演奏家，越会自觉地规划休息时间。顶尖演奏家基本上每练习90分钟就会休息30分钟，在休息期间，他们通过散步、冥想、午睡等活动让大脑从音乐中解放出来。

关于休息时间的认识，顶级演奏家和优秀的演奏家有以下差别：

- 优秀的演奏家说，他们平均每周大约休息 20 小时，但是根据休息记录来看，他们实际的休息时间约为 35 个小时。
- 顶级演奏家说，他们平均每周大约休息 25 个小时，这与实际数据基本一致。

总之，顶级演奏家常常会考虑"应该如何休息""自己好好休息了吗"这两点，这样的话他们的时间估算也会准确。

果然，越是顶级的演奏家，越能认识到休息的重要性。正如莱昂纳多·达·芬奇所说，**"有时候伟大的天才在不工作的时候取得成果"**。

缓解疲劳和压力的 3 个休息步骤

综上所述，我们可通过以下 3 个步骤增强可控感。

①明确休息的目的。

②确定达成目的所需的休息方法。

③必须遵守并执行。

"休息的目的"是什么都可以。请大家选择适合个人生活方式的目的，比如"增加肌肉""忘记工作""等待灵感出现"等。如果什么都想不出来，可以先按照本书的宗旨，确定"为了抗衰老而休息"的目标。

第 2 步"确定达成目的所需的休息方法"指的是，根据你的体力和压力水平选择适合自己的方法。我们将在第 5 章介绍如何思考最佳休息方法，届时大家可以参考一下。

一旦确定了休息的目的和方法，接下来你就要按照这些目的和方法去休息。让我们按照计划彻底地恢复身心吧。不是"一有时间就休息"的漫无目的地休息，而是根据事先制订的计划，该休息的时候就彻底休息。**这种态度能培养你的可控感，进而切实地使你的身心得以恢复。**

最后还有一点需要大家特别关注。也许读到这里，有人会觉得"痛苦"比"恢复"更重要，认为"痛苦"激活了身心的恢复年轻态系统，而"恢复"只是起辅助作用。

如果这么想的话，请你一定要修正一下自己的想法。在抗衰老的过程中，痛苦和恢复同等重要，缺少其中任何一个，我们的身心都无法恢复年轻态。

简单来说，痛苦和恢复分别承担着以下职责：

①"痛苦"激活恢复年轻态系统。

②"恢复"使恢复年轻态系统得以运行。

我们被"痛苦"刺激后激活了恢复年轻态系统，但是并不能因此强化我们的身心。只有在遭受痛苦后不断地正确地恢复我们的身心，恢复年轻态系统才能运行起来。

这和肌肉力量训练的例子一样。我们已经知道，在训练过程中，肌肉不一定会得到增

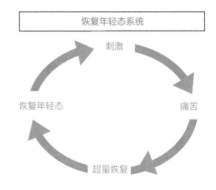

强，只有在我们的身体得到充分休息后才能。训练（痛苦）启动了成长系统，休息（恢复）使成长系统得以运行。

也就是说，"痛苦"和"恢复"就像抗衰老天平的两端，请大家不

要只关注其中某一方面。

第2阶段的总结

- 过度的压力会让人内心疲惫，看起来比实际上更显老。
- 要想正确地休息，可控感是必需的。了解自己的目的和达成目的的手段，就会增强我们的可控感。
- "痛苦"激活了恢复年轻态系统，"恢复"使恢复年轻态系统得以运行。

第3阶段 循环往复

到此为止，我们可以简单地总结为以下3点：

①人天生就具备恢复身心年轻态的系统。

②身心强化系统，在"痛苦"和"恢复"的刺激下运行。

③强化系统运行后，你就会比以前更显年轻。

在你的身体里，存在着被称为兴奋效应的身心恢复年轻态系统，平时不使用的时候，它就处于休眠状态。本书的宗旨，便是通过"痛苦"和"恢复"来唤醒它。

但是，如果每个人的身体里都存在着这个与生俱来的强化系统，为什么大家平时都不使用呢？仔细想想，这真是一件不可思议的事情。

从进化的角度来看，生物的终极目标是将基因传给后代。为了达到这个目的，所有的个体都会将自身能力发挥到极致，并尽可能地提高生存概率。

既然如此，我们不要把强化系统束之高阁，要自由且熟练地使用它才好。但是，**除非被施加"痛苦"，否则不会引起兴奋效应的原因是什么？**

为了寻找答案，让我们思考一下 20 万年前我们的祖先智人的生活环境吧。那个时代的人类通过狩猎和采集来获取每天的食物，男人外出打猎获取动物的肉，女人在山上采摘野菜和果实，以此获得身体所需的热量。

这绝不是轻松的生活，他们每天花 4~6 个小时、平均约跑 16 公里来搬运猎物。遇到恶劣的天气，长时间找不到足够多的猎物时，他们就会分享肉干和剩菜来充饥。

综上所述，他们的生活有以下两大特征：

①为了生存，每天进行激烈的身体活动。

②他们的身体会定期处于热量不足的状态。

在原始社会，现代人所说的"运动"和"断食"是他们的一种生活方式。换句话说，我们的祖先在日常生活中总是遭受着"痛苦"。

跑步和力量训练是违背进化历史的野蛮行为

回过头来看一下，这种原始的生活方式究竟给现代生活带来了怎样的影响呢？

众所周知，现在很多发达国家的人都存在运动不足的问题。根据世界卫生组织的估算，日本有 35.5% 的成年人没有达到推荐的活动量，特别是年龄处于 20~30 岁的人，有 80% 没有运动的习惯。[18]

虽然这个现状很令人担忧，但从进化的角度来看，这也是理所当然的现象。说到底智人每天活动身体是为了获取粮食，他们一旦获得了必要的肉和蔬菜，再活动身体就没意义了。**如果某个智人喜欢跑步或力量训练，那么这种浪费能量的非适应性存在，应该会让他在进化过程中被淘汰。**

人类不断进步的结果是，大脑中产生了"讨厌运动的系统"。但是在原始时代，只有那些虽不想活动身体，却不得不外出狩猎的个体才能生存下来。

如此一来，继承这种基因的现代人存在运动不足问题也是理所当然的。在现代生活中，人们很少遭遇无论怎么活动身体都无法获得食物的困境，而是即使不运动也能获得足够多的热量，所以运动变得没有任何意义。可以说，跑步和力量训练是违背600万年进化史的野蛮行为。饮食也是如此，在现代，大多数人都能得到粮食。姑且不论是不是健康的饮食，但大多数人都能轻而易举地获得身体所需的热量。

没有生存危机的话，人的身体机能就会下降

让我们回到最初的问题。"为什么不经历痛苦身体就无法发挥兴奋效应？"

前面也说过，与智人相比，现代人生活在食物丰富的环境中，即使不运动也能获得身体所需的热量。这本身就是现代文明的一个巨大优点，但也引发了一些意想不到的问题。因为在应对现代生活环境的过程中，我们的身体有了以下变化。

"人们不运动也能摄入足够多的热量，意味着已经不存在生存问题了。既然如此，就没必要启动身心强化系统，让它睡觉吧。"

如果没有生存问题，就没有必要特意启动我们恢复身心的年轻态系

统。人类原始的身体认为，不盲目地提升身体机能才是上策。

话虽如此，也会有人抱有疑问：只是没有启动身心的强化系统，我们的身体不也没出大问题吗？即使身心无法恢复年轻，只要能维持现状不就好了吗？但事情并没有那么简单。

我们的身体一旦认为我们已经从生存危机中解放出来了，全身的机能就会按照以下流程开始降低。

- 身体机能下降：没被利用的肌肉开始分解，细胞内蛋白质的合成速度也会降低。身体逐渐萎缩的同时，骨头的修复机制和心脏的血液泵入能力也逐渐下降。
- 精神机能减退：多巴胺和肾上腺素等神经递质的分泌量减少，进而导致身体动力减退。做什么都提不起劲。

一旦陷入这种状态，你就会给人一种苍老的印象。无法进行蛋白质的合成，造成肌肉萎缩和皮肤凹陷，失去动力，从而失去活力。

关于这种现象产生的原因，现代进化生物学认为："人体带着明确的目的使身体的机能下降。"

为了在粮食匮乏的环境中生存下去，人们只能通过降低身体的机能来节约热量。减少肌肉可以减少10%~20%的热量消耗，减缓心脏跳动也能达到类似的效果。

如果没有干劲，身体也不想动起来，也就不会浪费热量了。

人类进化生物学家丹尼尔·E.利伯曼将这种机制描述为"人类的身体为了适应需求而调整自身机能，进而得以进化"[19]。在没有生存危机的情况下，我们的身体机能就会下降，因为这是在进化过程中我们的

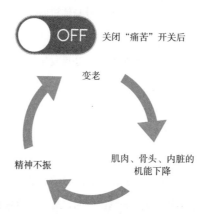

关闭"痛苦"开关后

变老

肌肉、骨头、内脏的
机能下降

精神不振

身体为了保存宝贵的热量而创造出来的适应性系统。

类似的问题在人体内随处可见，例如，在现代卫生设施完善的环境中，你的大脑不常用免疫系统，导致它的机能下降，病毒和细菌变得比过去更难对付了。因此，人体在受到外界刺激时就会变得很虚弱，容易出现感冒和过敏等症状。

而且，人体天生具有体温控制机能，会根据外界的温度来切换交感神经和副交感神经，从而保持体内的热量恒定。但是，在现代，因为空调可以调节温度，所以就没有必要特意维持神经切换功能。这种状态持续下去的话，我们的身体就无法应对内外温差，自主神经系统也容易紊乱。

也就是说，现在我们之所以需要"痛苦"，是因为现代文明的便利性关闭了身体的兴奋效应。当然，卫生设备和空调本身都是伟大的发明，但也抑制了人类的潜力。为了解决这个问题，我们只能刻意地给自己施加"痛苦"。

美国特勤局特工为何如此顽强？

"唤醒在你体内沉睡的兴奋效应。"

一些政府机构已经采用了这种思维方式，其中最著名的就是美国特勤局。它是一个专业组织，主要职责是保护美国总统，工作范围从处理爆炸物到对抗武装恐怖组织。

关于特工训练，美国前总统奥巴马的警卫员艾维·潘波拉斯说道：

"特工训练是基于兴奋效应的概念而设计的。教官为了重新塑造学员的身体机能，连续几个月不断地给学员的身心增加负荷，使他们能够在遇到任何问题时采取最佳行动。"[20]

特工是一种世界上最残酷的职业。他们与武装分子进行枪战，逃离熊熊燃烧的大楼，拆除随时可能爆炸的炸弹。为了保护总统，他们常常24小时不吃不喝地站在同一个地方执勤。

只有将人体的潜力发挥到极限，才能完成如此残酷的工作。他们正是因为发挥了身体的兴奋效应才能胜任这份工作。

特工是通过以下步骤进行训练的：

①暴露：为了提高身体机能，选择必要的"痛苦"，并让自己置身其中。

②研究：观察并记录自己对"痛苦"的反应。

③调整：分析自己的压力反应，然后决定接下来应该把"痛苦"提高到什么程度。

④修正：改变"痛苦"的程度，使其恢复到适当的压力水平。

⑤休息：恢复因压力而受损的身心。

⑥持续：重复步骤①~⑤，一点点提高"痛苦"的程度。

特工训练的基本是，给予学员适度的"痛苦"并使其得到适当的

"休息"，同时慢慢地提高他们的负荷。通过重复这个过程，特工的身体潜力就被激发出来了。

不存在抗衰老"特效药"

虽然不像特工那样进行了系统的训练，但本书开头介绍的奇曼尼族人和撒丁岛的老人也在无意中采取了类似的行动。

我们都知道狩猎采集民族经常活动身体，这里就不再提及了。奇曼尼族人平均每天走 14~16 公里。正因为活动量大，所以他们会让自己彻底地休息，比如他们一旦得到猎物，就会从白天睡到晚上，然后和同伴们一起聊天说笑。与此同时，他们会互相检查对方身体的恢复情况，不能充分发挥狩猎能力的人，就不能参加第二天的狩猎活动。通过重复这个惯例，**奇曼尼族人不断地给自己施加适当程度的压力。**

撒丁岛的老人也一样，他们之中很多人一辈子都在从事艰苦的体力劳动。例如，年过 90 岁的撒丁岛牧羊人每年 11 月左右离开家，把羊带到海拔较低的地区，直到次年四五月才回来。有很多 100 多岁的老人仍在工作，有的人忙于栽培橄榄树，有的人会在山区进行一次约 12 公里的徒步旅行。

当然，他们也会专心地休息，很多老人结束工作后，就会和朋友们聚在广场上喝红酒、玩纸牌，努力地恢复身心。在重新开始工作之前，他们要仔细检查自己的身体状况是否恢复到了正常水平，如果没有，就会降低工作量，绝不勉强自己。

这两种人的共同之处在于，他们在日常生活中不断地重复着痛苦和恢复循环。他们通过不断挑战人生的痛苦，保持着惊人的年轻身体。

综上所述，本书讲述的抗衰老的关键可归结为以下几点。

·痛苦—恢复

为了让你的身心恢复年轻态，你必须给自己施加适当的痛苦，同时要彻底地治愈。不断重复这两个阶段，使你的身体产生真正的循环，从而延缓身心的衰老速度。

有些人可能认为这是理所当然的，即不使用的功能会衰退是世间常态，我们也经常听到"为了成长，要忍耐"这样的建议。在这一点上，"痛苦—恢复"法则可以说是从远古时代就存在的普遍法则。

但问题是，能够正确实践"不断重复痛苦和恢复"的人非常少。

前面也说过，要想发挥兴奋效应，就需要一点点地给我们的身心增加痛苦，同时提高身体机能的基线。施加痛苦和身体恢复都要适可而止，如果超出这个范围，就会陷入"压力过大"或"刺激不足"的状态，无论是哪种情况，都可能加速身体的衰老。

此外，因每个人的生活方式和基因不同，最适合的痛苦程度也存在很大差异，也不存在"只要遵守这个标准就可以了"的"特效药"。为了充分发挥身心的兴奋效应，掌握你自身的最佳痛苦程度和恢复水平是非常有必要的。

所以，为了激活在你体内沉睡的恢复年轻态系统，该如何正确地给我们的身心施加痛苦，又该如何正确地治愈呢？下面，让我们进入实践篇吧。

第 3 阶段的总结：

- 人一旦暴露在"生存危机"中，就会启动兴奋效应。没有"危机"，人就会变老。
- 为了恢复年轻态，有必要根据自身情况慢慢地不断地增加适量的"痛苦"。
- 世界级的长寿者，都会反复地经历痛苦和恢复。

实践篇
——正确地痛苦

保持健康的唯一方法就是，
吃不想吃的，喝不想喝的，
做不想做的。

——马克·吐温（作家）

第一部分讲述了作为抗衰老前提条件的理论知识。本书讲述的抗衰老基本方式是，不断地循环"痛苦—恢复"的过程，激活人体内的强化系统。

从第二部分开始，本书将讲解如何在你的生活中引入适度压力的技巧，即为了达到抗衰老的目的而正确地施加痛苦的方法论。

虽有很多具体的技巧，但本书将其大致分为以下三类：

技法 1 ▶循序渐进地锻炼

阶段性地增加负荷的运动方法

技法 2 ▶AMPK饮食法

调节细胞能量系统的饮食方法

技法 3 ▶暴露

逐渐地给大脑施加压力的心理方法

接下来我会详细地介绍这些内容，但无论是哪一种技巧，都是从世界上大量可用的技巧中，严格挑选出的在多项研究中得到高度认可的技巧。在此基础上，将其导入能够激活你体内"恢复年轻态系统"的最佳"痛苦"程序。

无论哪种技巧，都是从简单的开始，然后逐渐变难，所以请大家先粗略地读一下，觉得"可以把它应用到自己的生活中"时就去实践。

第**②**章

运动

——阶段性负荷，使你的外表和大脑都变得年轻

技法 1 │ 循序渐进地锻炼

健脑、美肌、免疫力、长寿

"正确地痛苦"的第一个技法是"循序渐进地锻炼"。顾名思义，这是阶段性地提高负荷的运动方法的总称，**渐渐地提高痛苦程度，目的是激发兴奋效应。**

毋庸置疑，运动是抗衰老过程中不可或缺的一部分。近年来，越来越多的数据表明，运动具有恢复年轻态的效果，其中有些数据表明它具有以下优点：

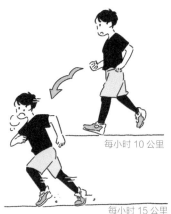

每小时 10 公里

每小时 15 公里

- **从外表上恢复年轻态：**根据麦克马斯特大学的一项调查研究，定期运动的人即使到了 40~50 岁，具有皮肤屏障功能的"角质层"也很厚，与不运动的 20~30 岁的人的皮肤没有太大的差异。即

使在老年人身上，这个效果也是一样的。65 岁以上没有运动经验的人，每周进行两次 30 分钟慢跑的话，3 个月下来，他们皮肤中的水分和胶原蛋白的含量就恢复到了 20~40 岁的水平。[1]

- 维持端粒的长度：端粒是一种位于染色体末端类似保护套的物质，随着年龄的增长，它会变短，因此细胞就会老化。最新的研究表明，定期运动和端粒的长度有一定的关系，也可能与长寿有关。[2]

- 改善脑功能：通常，从 40 岁开始，人类大脑的前额叶和海马体（负责大脑记忆的区域）开始萎缩，记忆力、动力、创造力都会下降。但是，以 55 岁以上的男性和女性为对象进行的一项研究表明，每周做 4~5 次、每次 30 分钟左右的有氧运动后，海马体的体积就会变大。[3]另外，也有现象表明，参加 6 个月有氧运动计划的男性和女性，他们大脑的信息处理能力都得到了提高。[4]

运动不仅能够维持身体健康，而且对于拥有美丽的肌肤、防止细胞老化、保持高智商都有重要的作用。

但是，我想再次强调的是，为了抗衰老而进行运动时，最重要的是逐渐地提高身体所能承受的痛苦的极限值。即使是同样的运动，最佳压力水平也会因人而异。比如对运动员来说，走路对强化肉体没有大用，但对完全不运动的人来说，走路可能就足以使其疲惫。无论是哪种情况，都不会激起兴奋效应，反而浪费了你辛辛苦苦才完成的运动。

因此，在"循序渐进地锻炼"中，我们将任何人都能做到的简单运动设定为等级 1，然后一点点地增加难度。已经坚持运动好几年的人也可以从高级别开始。基本上还是建议大家从等级 1 开始做。不要勉强自己，可以慢慢地提高痛苦的程度。

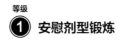

等级

① 安慰剂型锻炼

安慰剂是一个主要用于药物测试的术语，指一种不含有效药物成分，却可以不明原因地改善患者症状的制剂。安慰剂本身是不会有效果的，但能使人坚信"我吃了药"，从而出人意料地缓解症状。虽然人们尚不清楚其机制，但近年来，它常被用于治疗失眠和背疼。因此毫无疑问，我们的身体会受到精神状态的巨大影响。

"安慰剂型锻炼"是一种运用人的意念力量的技巧。

方法
① 试着意识到自己平常的运动量

安慰剂型锻炼的实践方法非常简单。例如，即使平时不怎么运动的人，也会在工作之余出去散散步，或是打扫卫生、洗衣服等。你要重新意识到这些日常的身体活动，心里想着"今天走了 15 分钟""爬了几层楼梯"，这就是"安慰剂型训练"。

你可能会想，这样有意义吗？但它的效果是不容轻视的。

在哈佛大学的埃伦·兰格进行的一项实验中，研究团队召集了一家酒店的 84 名女服务员，只对其中的一半说："你们有没有意识到，自己在每天的工作中都有相当多的运动，比如，更换亚麻布床单 15 分钟消耗 40 千卡，打扫浴室 15 分钟消耗约 60 千卡。"[5]

总而言之，他们并没有指示参与调查的女性多去运动，而仅仅是指出她们在日常工作中消耗的热量。说到底，只是重新让她们意识到自己平时是如何活动身体的。

尽管如此，4 周后她们的变化还是令人惊讶的。被告知工作时消耗热量的女性，她们的体重和体脂都降低了，血压也得到了改善。

　　与之相比，没有得到任何信息的一组人，即使进行了同等程度的体力劳动，她们的体型和血压也都没有改变。**只要意识到"其实自己在活动身体"，就会产生如此大的差异。**

　　在进行"安慰剂型训练"时，你要做的就是关注自己平时的活动。

　　比如，你从家到车站需要走多远？你在工作期间离开座位走路的时间有多长？你花了多长时间打扫房间地板？你和孩子一起玩了多长时间？

　　只要有意识地观察这些事情，你的内心就会产生"自己的身体在活动"的意识，从而产生良好的影响。如果大家不嫌麻烦，可以用活动量计算软件记录自己运动的时间，这样一来"安慰剂型训练"的效果会变得更好。总之请大家尝试一下这种方法。

每项家务每分钟消耗的热量	
睡觉	1 干卡
铺床	1~2 干卡
做饭	1~3 干卡
使用吸尘器打扫卫生	3~4 干卡
晒衣服	3~4 干卡
用抹布清理地板	3~5 干卡
洗碗	3~5 干卡
买菜	3~5 干卡
洗车	4~5 干卡
打扫浴室	4~5 干卡
园艺	4~6 干卡
拿 1 公斤的物品爬楼梯	4~6 干卡
擦窗户	5~7 干卡

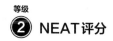

等级
② NEAT评分

NEAT是非运动型活动（Non-Exercise Activity Thermogenesis）的英文首字母缩写，意思是在日常活动中消耗能量的活动，而不是像运动那样有意识的运动。在等级1"安慰剂型训练"中提到的都是NEAT，如打扫卫生、洗衣服、上下班、育儿、散步等活动。

NEAT对人们一天的能量消耗有非常大的影响，占能量消耗总量的15%~50%。[6] 一般来说，越胖的人，NEAT得分越低。有研究表明，当体内脂肪多的受试者增加了日常活动量后，一天的热量消耗增加了 352 ± 65 千卡。[7] 与其烦恼做哪种运动，大家不如先考虑一下如何增加NEAT。

方法
② 增加日常活动量

也就是说，为了增加日常活动量，你需要采取一些措施。我们经常听到"不坐电梯走楼梯""换个站下车，走一站"这样的建议，但是生活方式因人而异，很容易实践的活动的差异也很大，因此应该有很多人不知道增加多少NEAT量才好。

"NEAT得分"可以帮助大家解决这个问题。基于NEAT研究大师詹姆斯·莱文的研究创建的诊断测试，可以在一定程度上确定目前你处于怎样的NEAT水平。[8]

请继续阅读下一页的检查表，并把符合自己的项目的分数加在一起。

如果此时你的NEAT水平较低，你需要重新审视NEAT得分的问题，试着想一下"有没有可以简单地融入当前生活的活动"，比如"一边看电视一边擦地板""上班时如果有30分钟休息时间，拿出10分钟去散步""有意识地加快步行速度""增加看电影的次数"等，只要你觉得自己能做到，哪种方法就都可以。

关键是我们要循序渐进地增加活动量。

例如，突然让以前几乎不走楼梯的人停止使用电梯，这种变化他不一定能承受。对于那些扔垃圾和打扫卫生次数都很少的人来说，每天让他们擦地板也是不现实的。我们并不推荐上述过激的做法，相反，逐

测量NEAT水平的表格	
❶ 经常走楼梯而不是乘电梯	+3
❷ 步行 15~30 分钟到公司	+1
❸ 比别人更经常爬楼梯（凭自己的感觉判断即可）	+2
❹ 使用站立式办公桌（或站着工作）	+3
❺ 每隔 30 分钟中断一次工作，去趟厕所或散散步	+1
❻ 坐在椅子上的时候，脚稍微抬起和放下	+1
❼ 每天泡一次澡（或淋浴）	+1
❽ 常常下意识地挺直腰杆	+1
❾ 80% 的饭是自己做的	+1
❿ 做饭后自己洗碗	+1
⓫ 走路速度比大多数人慢	− 1
⓬ 经常去听音乐会、看电影、唱卡拉OK等	+1
⓭ 每周进行 2 次以上用吸尘器除尘、擦地板等打扫活动	+2
⓮ 叠衣服、整理衣服	+1
⓯ 有演奏乐器或编织等稍微活动身体的兴趣	+1
⓰ 每天和孩子或宠物玩一次	+2
⓱ 晚上总是看电视或玩手机	− 2
⓲ 用手机或活动量计算软件检查每天消耗的热量和行走的步数	+3
合计	分

评分结束后，请把所有的分数加起来。
可以根据下面的标准判断你的NEAT水平。

5分以下	NEAT得分低于平均水平。你几乎不运动，所以需要马上改善。
6~10分	NEAT得分略低于平均水平。你可以从增加家务量开始，提高活动量。
11~15分	NEAT得分处于平均水平。请你增加散步量或外出次数等，进一步增加活动量。
16~20分	NEAT得分略高于平均水平。推荐你采用HIIPA（见第36页）的技巧，进一步增加活动量。
21分以上	NEAT得分处于高水平。如果你想要更上一层楼，可以采用HIIT-WB（见第43页）的方法。

渐增加活动量才是上策。比如你过去每月擦 1 次地板，现在变为每周 1 次；以前每周外出 1 次，现在变为每周外出 2 次；以前走路的时间是 3 分钟，现在变为 4 分钟等。

大家可以制订一个目标，选择 3 个可以立即执行的活动，试着想一下"怎么才能给每个活动增加 1.5 倍负荷"（至于 1.5 倍负荷是多少，可以凭自己的感觉）。最好用 3~4 周的时间将你的NEAT得分提高 5 分。

一开始你可能会想："这么小的进步有意义吗？"但NEAT得分提高的话，你的身体肯定会恢复活力。最终你可以将目标定为 16~25 分，逐渐将适度的"痛苦"融入你的日常生活。

等级
3 HIIPA

当 NEAT 得分超过 16 分时，接下来我们可以了解一下"HIIPA"。这是"高负荷偶发性身体活动（High Intensity Incidenta Physical Activity）"的英文首字母缩写，是一种以高负荷进行日常活动的理念。它的重点不是去健身房锻炼，而是**以稍高的负荷完成通勤和家务**。下面让我们看一看具体的例子。

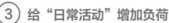

方法
3 给"日常活动"增加负荷

"HIIPA"的基本原则是以较高负荷进行下面的日常活动。

- 跑步奔向坡道上的午餐店。
- 上班路上狂奔到车站。
- 爬楼梯时一连上两级台阶。
- 平时需要 10 分钟擦完地板，则减少至 5 分钟。
- 以平时两倍的速度散步。

乍一看，这些似乎称不上运动，但最新研究表明，只要稍微增加日常活动的负荷，它就可以被认为是一种高质量的运动。[9] 2018 年美国卫生与公众服务部在仔细研究了大量健康调查后，得出了以下结论：

"根据迄今为止的统计调查，运动带来的好处与每次锻炼的时间长短无关。因此你可以减少伏案工作的时间，稍微活动一下身体。你应该**把你所有的行为想象成一种运动**。"[10]

具体的 HIIPA 数值示例

1 在上下班途中，以时速 4 千米以上的速度走路 5 分钟，每周进行 5 次，相当于一天推荐运动量的 17%。

2 购物或散步时，以时速 4 千米以上的速度走路 20 分钟，每周进行一次，相当于一天推荐运动量的 13%。

3 每周一次 30 分钟的园艺工作，相当于一天推荐运动量的 20%。

4 每天跑 1 分钟楼梯，相当于一周推荐运动量的 9%。

5 每周以时速 10 公里以上的速度骑 10 分钟自行车，相当于一天推荐运动量的 13%。

6 每周一次跳 30 分钟的舞蹈，相当于一天推荐运动量的 40%。

也就是说，每天花 30 分钟在健身房机器上跑步的人，与花 30 分钟不断进行日常活动（如花 3 分钟跑步到便利店、花 30 秒钟跑步上楼梯）的人相比，他们得到的健康效果几乎是一样的。**无论某项活动花费的时间有多短，都可以算作"一天的运动时间"。**我在上面给大家列出了具体的 HIIPA 数值示例[11]，大家可以参考一下。

如此一来你会发现，即使是最日常的活动，只要稍微增加一些负荷，就能在一定程度上满足你身体所需的运动量。

你可以主观地判断活动的压力程度。**大致的标准是，如果感到"难受，无法继续下去"的运动强度是 10 分的话，建议你把运动强度定为 4 分左右。**当强度达到 4 分时，你会感到呼吸稍微加快，体温稍微升高。

即使凭主观判断也是没问题的。这是从 20 世纪 80 年代开始在临床试验中使用的传统方法，通过主观评分也能正确判断运动强度。[12]

每天练习 20~30 分钟的 HIIPA，并且坚持 30 天，就能达到等级 3。从等级 4 开始，你就要有意识地进行锻炼了。

等级
④ 步行

步行是一种兼顾轻松和效果的最佳运动方式。已经有很多数据证明了它的这一优点，其中精度最高的是哈佛大学等机构于 2019 年发表的一篇论文。[13] 该研究团队以 36 383 人的数据为基础，对运动量与死亡率的关系进行了荟萃分析。荟萃分析是一种收集过去的数据作为科学证据并得出重大结论的方法，是一种非常可靠的研究方法。

此次分析结果如下：

- 与完全不运动的人相比，经常进行步行等轻度运动的人，死亡率低了 62%。
- 与进行步行等轻度运动的人相比，一直坐着、很少运动的人的死亡率增加了 263%。尤其是那些每天坐着的时间超过 12 小时的人，死亡率增加高达 292%。

根据数据显示，步行的时长要持续增加到"每天 375 分钟"才能达到效果。话虽如此，但每天走那么久也不现实，至于"一天走多少路，能得到什么好处"，让我们来看看指南吧。

- 维持体力的最低限度是 1 天 8 分钟：以 1 564 名 49 岁以上的男

女为对象进行的调查显示，每天快走 8 分钟，即使上了年纪，也能充分维持身体机能。[14]

- 如果你想要改善心理状态，每天的步行时间是 10 分钟：根据对 33 908 人进行 11 年跟踪研究的数据表明，每天步行 10 分钟左右可以将精神抑郁的风险降低 12%。[15]

- 如果你想要预防早逝，每天的步行时间是 20 分钟：美国国家癌症研究所发表报告称，每天步行 20 分钟以上，早期死亡率开始下降，每天步行 100 分钟效果最为显著。[16]

- 如果你想保持敏捷的大脑功能，每天的步行时间是 40 分钟：2010 年的一项荟萃分析表明，每周 3 次、每次步行 40 分钟，可以改善老年人的认知功能。[17]

- 如果你想降低死亡风险，每天的步行时间是 60 分钟：哈佛大学进行的一项荟萃分析表明，每天步行 60 分钟，死亡率往往比不运动的人低 40%。

方法
④ 每天步行 20~30 分钟

正如我们看到的那样，每天步行的时间越长，你的身体就越年轻。但是考虑到性价比的话，**一天步行 20~30 分钟是比较现实的**。每周完成 5 次这种水平的步行，坚持 40 天的话就能达到等级 4。

在此还要提醒大家一下，这里提供的大部分指南都基于"观察性研究"（它是一种没有人为或主动干预的研究方法，观察被研究对象正在发生的事情、已经发生的事情或将要发生的事情），研究结果没有严格控制的实验准确。因此请大家仅将其作为粗略的指南使用。

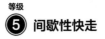

等级

⑤ 间歇性快走

正如我在序言中提到的那样，撒丁岛上的老年人通过日常工作和步行保持年轻的身体，无须跑步或进行力量训练。从这个意义上来说，你可能会认为通过完成等级 4 "步行"就可以充分获得抗衰老所需的运动量。

话虽如此，但事实是许多人很难达到撒丁岛上老年人的活动量。在现代生活中，很多人都是待在阳光明媚的办公室里，像在橄榄农庄里劳动的人们一样活动身体是一件非常困难的事情。当通勤或家务不能增加活动量时，你必须进行大负荷运动，在短时间内刺激身体。

因此，从等级 5 开始，我将介绍可以有效刺激身体的"省时运动"。所有的运动都不会超过 30 分钟，有些只需要 4 分钟。这些运动不仅适合白天不能增加活动量的人，喜欢高强度运动的人也可以尝试一下。

方法

⑤ 重复进行"慢走 3 分钟、快走 3 分钟"

"间歇性快走"是日本信州大学的一个团队研发的一项运动。[18] 该研究小组让 679 名中老年人每周进行 60 分钟以上的"间歇性快走"。5 个月后的检查结果显示，进行"间歇性快走"的人的最大摄氧量增加了 14%，与生活方式相关的疾病的评分也提高了 17%。

总之，如果你的体力增强了，身体就会变得不易疲惫，患糖尿病和高血压的风险也会大大降低。但是一般情况下，你总是以相同的速度步行的话，你的身体不会得到太大的改善。下面介绍一下"间歇性快走"的方法。

①做 1 组 "慢走 3 分钟、快走 3 分钟"。

②重复完成 5 组步骤①。

"快走"的标准和 "HIIPA" 一样，最好根据自身情况来定，比如**对你来说最痛苦的状态是 10 分，那么请以 4~5 分为目标**。一般来说，"慢走"的时速为 3~4 公里，"快走"的时速为 6~8 公里。

顺便提一下，目前关于 "间歇性快走" 的实验数据还比较少，在掌握准确的效果之前还需要进一步验证，但类似的研究已经证明了通过稍微改变负荷可以增强运动的效果。如果你想进行 "间歇性快走"，刚开始时每天 8~10 分钟即可。

等级 ⑥ SIT 训练

请原谅我总是使用英文缩写。"SIT" 是 "短跑间隔训练"(Sprint Interval Training) 的英文首字母缩写。其特点是反复进行高负荷的运动和休息，**可以说是 "间歇性快走" 的强化版本**。

方法 ⑥ 反复进行 "全力锻炼身体、休息"

"SIT 训练" 的基本内容如下：

①使用全身力量锻炼 10~30 秒；

②花费步骤①锻炼时间 5 倍以上的时间进行休息（如果步骤①短跑时间是 10 秒，那么花费 50 秒以上的时间进行休息）；

③重复 3 次步骤①~②。

步骤①中，我们做任何运动都可以。可以在健身房骑自行车，也可以在家爬楼梯。只要遵循 "使用全身力量进行锻炼" 这一要点，选择什么样的运动都能取得效果。

进行步骤①时，请大家注意一定要施加全部负荷。运动结束后，你会感到腿脚站不稳，无法走路。

SIT训练的效果已经在多个研究中得到了确认，最具代表性的是麦克马斯特大学的马丁·吉巴拉等进行的一项测试。[19]该研究小组召集了一部分不怎么运动的男性，并将他们分为SIT训练组和有氧运动组。实验中采用的SIT训练内容如下所示：

①做2分钟的热身运动；

②全力蹬20秒有氧健身车；

③骑2分钟有氧健身车后稍微休息一下；

④重复2遍步骤②~③；

⑤缓和运动3分钟。

也就是说，做SIT训练的时间其实只有3分钟，真正痛苦的时间只有1分钟。与SIT训练组相比，有氧运动组前后分别进行了5分钟的热身和缓和运动，并以最大心率的70%~80%的负荷，骑了45分钟有氧健身车。

12周后，研究人员对受试者的身体进行了检查，结果显示，**两组的心肺功能都提高了20%，胰岛素敏感性、肌肉活动能力等都得到了同样的改善**。尽管与有氧运动组的运动时间（总计27小时）相比，SIT训练组的运动时间非常少（总计6小时），但他们的身体都年轻了许多。因此缩短时间来看，SIT训练的优势是显而易见的。**请大家注意不要过度训练，每周进行2~3次即可。**

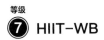

虽说改善心肺功能对于抗衰老至关重要，但改善肌肉状态也同样重要。根据哈佛大学进行的一项荟萃分析（同第 38 页研究）可知，在有氧运动的基础上每周增加 2 次以上的肌肉训练，就可以进一步把死亡率降低 10%~20%。

接下来我们介绍一下等级 7。HIIT-WB（高强度间歇性全身训练）这种方法是由澳大利亚昆士兰大学发明的，能够改善心肺功能，增加肌肉。

但是女性可能会说她们不想拥有粗壮的身体，请不要担心这一点。因为在女性身体中，增加肌肉需要分泌的激素（睾酮）仅为男性的 1/30~1/10。即使是一些举重的女子专业选手，她们也不会给人一种特别粗壮的感觉，反而让人觉得她们的身体又柔韧又苗条。所以请大家放心地采用 HIIT-WB 法吧。

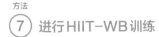

方法
⑦ 进行 HIIT-WB 训练

练习 HIIT-WB 时，可以按照以下步骤（见第 44、45 页）进行。

如您所见，HIIT-WB 训练可以使全身得到锻炼，并且可以刺激仅通过跑步或骑有氧健身车难以训练到的肌肉。**总共只需要 4 分钟，因此非常适合那些没有时间的人。**

近年来，证实 HIIT-WB 训练效果的实验增加了很多，并明确了它有益于改善身体机能。[20] 其中非常有名的就是昆士兰大学进行的一项研究实验，该研究小组让健康的一组人每周进行 4 次 HIIT-WB 训练，

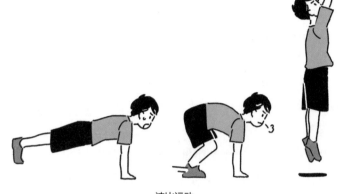

波比运动
连续做下蹲、俯卧撑、跳跃动作
①全力做 20 秒波比运动，休息 10 秒后进入下一个项目。

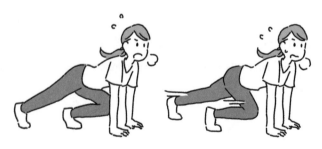

登山运动
双手撑地，单腿呈一条直线，左右腿交替拉向上半身一侧
②全力做 20 秒登山运动，休息 10 秒后继续下一个项目。

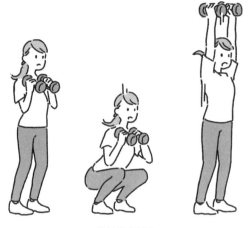

俯冲推力运动

③全力做 20 秒俯冲推力运动（使用 3 公斤的哑铃），休息 10 秒后，进入下一个项目。

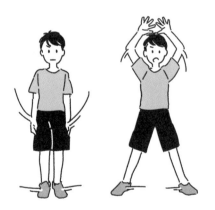

开合跳

首先，双手向下，双脚站立与肩同宽。接下来，在轻轻跳跃的同时，双腿张开，
张开宽度比肩膀宽。然后，当你的脚着地时，把手放在头顶

④全力做 20 秒开合跳运动，休息 10 秒后，继续下一个项目。

⑤重复两遍步骤①~④。

并将其与每天跑步 30 分钟的一组人进行比较。4 个星期后，研究小组对他们进行了体能测试，以证实两组间的差异。[21]

- 两组的最大摄氧量都提高了 7%~8%。
- 进行 HIIT-WB 训练的一组人，肌肉耐力得到了改善，腿部力量提高了 40%，做俯卧撑的体力提高了 135%，胸部压力提高了 207%（跑步组的肌肉没有得到明显改善）。

在这个实验中，HIIT-WB 训练组每周只练习 16 分钟。尽管如此，令人惊讶的是，与正常跑步的人一样，他们的心肺功能得到了改善，肌肉增加了 2 倍。因为这是一个新技巧，所以需要大家不断尝试。

其他锻炼方法

接下来，作为备用选项，我们来看看运动以外有哪些方法能给肉体带来适度的痛苦。虽然与运动相比，这些方法的抗衰老效果稍微弱点，但值得一试。

方法
⑧ 蒸 20 分钟桑拿

第一个选择是蒸桑拿。正如第一部分所述，桑拿通过加热将你的心率提高到每分钟 120 次左右，模拟再现了锻炼的效果。为了最大限度地发挥蒸桑拿的作用，建议大家每次在 80 摄氏度以上的桑拿房中蒸 20 分钟。需要大家注意的是，如果在桑拿房中待的时间超过了 20 分钟，效果就会达到极限。[22、23]

方法
⑨ 冲冷水澡

就像热可以抗衰老一样，"冷却"也有恢复年轻态的效果。冷却的作用在一定程度上已经得到了人们的好评，同时有很多有趣的研究数据，比如冬泳可以提高人们的抗氧化能力[24]，在10摄氏度的房间里待过的受试者的脂联素（长寿激素）增加了70%[25]。

其中最简单的方法就是洗冷水澡，先用温度适中的温水暖暖身体，再用10~12摄氏度的冷水冲30~90秒，这样的做法也能获得显著的抗衰老效果。在一项以3 018人为对象的研究中，与普通淋浴组相比，1个月后，使用这种淋浴法的小组，感冒发病率降低了29%，白天的活力也提高了。[26]如果你不是特别怕冷，可以偶尔试着让身体冷却一下。

毒素和断食

——改善新陈代谢，从细胞层面使身体恢复年轻

技法 2 | AMPK 饮食法

代谢、长寿、瘦身、美肌

给身体带来适度痛苦的第二个技巧是AMPK（AMP依赖的蛋白激酶）饮食法。"循序渐进地锻炼"是通过运动从外部刺激身体，与此不同，**现在开始要从内部激起兴奋效应。**

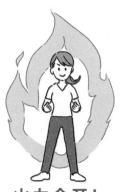

火力全开！

AMPK是一种酶，其作用类似于"燃料传感器"，**在身体所需能量不足时开始起作用，并且具有向全身细胞发出"请有效利用身体"指令的功能。**它也被称为"新陈代谢的总开关"，是一种非常重要的机制。

这样的话，AMPK自然对衰老有很大的影响。如果能更好地利用你的能量，那么你体内的细胞就会更好地工作，最终你的健康寿命也会得以延长。

最新研究成果也逐渐证实，AMPK活性具有延缓衰老和延长寿命的功效。[27]抗衰老研究权威凯·卡尼兰塔称："**如果你能提高能量代谢**

的效率，那么你的抗压能力就会变得更强，你体内的细胞也会更好地工作。这将改善并延长你的健康寿命。许多实验也已经证实增强AMPK活性会延长寿命。"

所谓的AMPK开始运作，就像业绩下降的企业急忙着手改善经营状态。比如，这类企业不仅要把多余的经费削减到最低限度，还要重新调查员工擅长的领域，并根据他们的特长分配工作。

如果能根据员工的能力给他们安排合适的职位，他们自然更有动力好好工作，每天的业务也会越来越顺利。

同样，如果激活了体内的AMPK，**你的身体就会得到最大的优化，进而可以更好地控制糖类和脂质的代谢。最终，你的身体将恢复年轻态。**

断食：细胞层面的状态恢复

AMPK饮食法是一种刺激人体内燃料传感器的饮食方法。在实践过程中虽会伴随一定程度的"痛苦"，但只要正确地坚持下去，就会激发你体内的抗衰老机制。

这种饮食法主要有两个要点：

①摄入植物化学物质。

②进行断食。

首先是已经在第一部分提到的植物化学物质。**植物中所含的多酚等成分在你的体内起到了"轻微毒物"的作用，并通过AMPK激起兴奋效应。**

其次是断食，它是自古以来世界范围内的人们采用的一种健康方法，而且近年来多项数据也证实它具有抗衰老的效果。

2019年，美国国家老龄化研究所的研究团队发表了一篇评论性论文。[28]这篇论文对以往的断食研究进行了仔细审查，并收集了目前为止人类所掌握的知识和见解。

该研究团队在分析结果中指出，"**与减轻体重相比，断食对身体有更好的效果**"，并将其效果总结如下：

· 减轻体内炎症，改善过敏性哮喘、关节炎。

· 完善免疫系统，修复受损的细胞。

· 提高大脑的信息处理速度。

从免疫系统到大脑功能的改善都可能通过断食来实现，因此涉及范围很广。

考虑到AMPK具有保持体内整体能量平衡的作用，断食的效果如此之好也就不足为奇了。**如果在一定时间内停止给身体供给热量，人体就会立马激活AMPK，从细胞层面开始启动抗衰老机制。**

不过，断食的主要目的基本上是给你的身体造成轻度的"痛苦"，

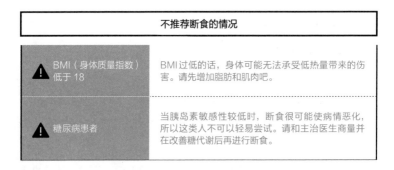

不推荐断食的情况	
⚠ BMI（身体质量指数）低于18	BMI过低的话，身体可能无法承受低热量带来的伤害。请先增加脂肪和肌肉吧。
⚠ 糖尿病患者	当胰岛素敏感性较低时，断食很可能使病情恶化，所以这类人不可以轻易尝试。请和主治医生商量并在改善糖代谢后再进行断食。

所以当你的 BMI 低于 18 或患有糖尿病时，最好不要尝试断食。

基于上述前提条件，我们按照易于实践的顺序来看看激发 AMPK 活性的方法，然后请大家从能够实施的方法开始尝试。

等级 ① 增加多酚摄入量

激活 AMPK 的最简单方法是摄入多酚。正如我在书中经常提到的，植物多酚对人体有轻微毒药的作用，并刺激 AMPK。**它通过提高能量效率、改善 DNA 修复能力、刺激线粒体生物合成等，从细胞层面使我们的身体恢复年轻态。**[29]

狩猎采集民族和撒丁岛上的百岁老人每天都摄入多酚，例如坦桑尼亚哈扎人食用的浆果和猴面包树果实等水果中的多酚含量比发达国家人们食用的浆果类中的多酚含量高了 20 倍。撒丁岛上的老年人还通过吃黑莓、喝麦芽酒（由一种在撒丁岛森林中自然生长的古老香草酿造而成）摄入大量羟基酪醇。**增加多酚摄入量可以说是抗衰老饮食的第一步。**

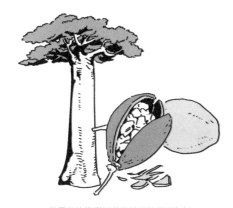

常见于热带稀树草原地区的猴面包树

方法

⑩ 从香料、药草、浆果和咖啡中摄取多酚

2010 年，克莱蒙奥弗涅大学发表了一篇关于富含多酚的食物的论文。[30] 他们根据过去的数千项调查，锁定了 100 种富含多酚的蔬菜和水果，排名靠前的食物如下表所示。如果你想增加多酚的摄入量，可以参考此表。

富含多酚的食物	
丁香	一种用于炖菜和咖喱等的香料。在众多食物中，多酚含量最高（每 100 克含有多酚 15 188 毫克）。
薄荷	每 100 克含有多酚 11 960 毫克。这是一种抗炎作用很好的药草。
其他药草和所有香料	除丁香和薄荷外，许多药材和香料在多酚含量上排名都比较靠前。其中，八角、牛至、鼠尾草、芹菜籽、百里香、罗勒、迷迭香、姜等都含有丰富的多酚。
可可粉	每 100 克多酚含量排名在第 4 位（3 448 毫克）。可可中含有的可可多酚，也被确认有改善血管的作用。
浆果类	浆果类是非常好的水果。特别是黑莓、黑接骨木莓、蓝莓这 3 种，每 100 克含有 36~1 756 毫克花青素。其中颜色越深的品种，多酚含量往往也越高。
其他所有紫色和红色水果	带有红色色素和紫色色素的水果富含多酚，如李子、樱桃、葡萄和苹果。
坚果类	种子类的多酚含量也很高。其中，栗子、榛子、山核桃、杏仁等都富含多酚（每 100 克多酚含量为 187~1 215 毫克）。
茶/咖啡	饮料中以咖啡为最佳，其次是红茶、绿茶，多酚含量较高。咖啡中的多酚含量是绿茶的 2 倍（每 100 毫升多酚含量为 1 214 毫克）。

基本上，多酚含量最高的是香料和药草，但我们平时的饭菜中不可能使用大量的罗勒和大葱。从热量的平衡来说，**比较容易实现的是通过浆果类、咖啡、绿茶等提高多酚总摄入量的同时，多食番茄、甜菜等红色、紫色蔬菜。**

此时的难题是"一天应该摄取多少多酚"。因为人们对多酚的研究尚不深入，所以还没有明确的摄入量指南。现在只能通过观察性研究来推测多酚的最佳用量。

目前最值得参考的是埃迪斯科文大学于 2019 年发表的一项调查结果，该结果是他们通过对 56 048 人长达 23 年的跟踪调查而得出的。[31]

- 摄取多酚后，因癌症或心脏病而死亡的风险降低了 10%~20%。
- 多酚的最大摄取量为每天 500 毫克左右。

"每天 500 毫克多酚"相当于 100~150 克蓝莓、1 杯绿茶、1 个苹果或 1 个橙子。想必我们都能达到这样的量吧。请大家每天积极地尝试，以便达到这个多酚摄入量。

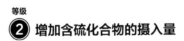

等级
② 增加含硫化合物的摄入量

增加"含硫化合物"的摄入量，也是一种刺激 AMPK 的好方法。含硫化合物和多酚一样，是植物为了抵御外敌而产生的一种成分，在体内也有轻度毒物的作用。**其中比较有名的有萝卜硫素、异硫氰酸酯、大蒜素等，它们的特点是含有浓郁香味的成分比较多。**十字花科等苦味强烈的蔬菜和磨碎时散发出刺鼻气味的蔬菜，通常富含含硫化合物，比较容易激发 AMPK 活性。接下来让我们看看哪些食物富含含硫化合物。

方法

⑪ 从生姜、大蒜、西蓝花中提取含硫化合物

- **生姜**：它含有姜辣素和姜烯酚等抗氧化成分，在多项试验中已被证明具有抗衰老的效果。它的好处主要有**减轻体重**[32]、**改善胆固醇水平**[33]、**缓解体内炎症水平**[34]等。这些都是通过精度较高的荟萃分析研究得出的，功能性之高毋庸置疑。建议大家以每天0.5克的标准食用生姜。

不过，生姜的有效成分容易减少，如果不立即食用，就会丧失。嫌麻烦的话，你可以使用**市面上卖的生姜粉**。

根据多项荟萃分析可知，如果每天摄取 1~3 克生姜粉，或者每天摄取 50 毫克生姜提取液，大约 12 周就能达到抗衰老的效果。

- **大蒜**：和生姜一样，它也是一种拥有很多优良数据的食材，它主要的优点在于，**降低患大肠癌的风险**[35]、**改善高血压**[36]、**改善体内的糖代谢**[37]等。前面提到的名为"大蒜素"的香气成分具有 AMPK 活性作用，这也是通过荟萃分析得到的一个好结果。由于在大多数实验中一般使用 3 600~5 400 微克大蒜素，因此要想达到抗衰老效果，大家每天吃 4 克大蒜（约 1 茶匙）即可。如果嫌麻烦，你可以用管装大蒜或大蒜粉。

此外，洋葱、葱、韭菜等葱属蔬菜都是含有大蒜素的优良食材。在以大蒜为主要配料时，请大家增加其他时令食材的摄入量。

- **西蓝花**：尝起来有点苦的萝卜硫素具有很强的 AMPK 活性作用，因此它也是一种我积极推荐的食材。多项实验数据显示它具有抗癌作用，多项荟萃分析结果也表明**它对于肺癌**[38]、**乳腺癌**[39]、**恶性大肠肿瘤**[40]等癌症有预防效果。

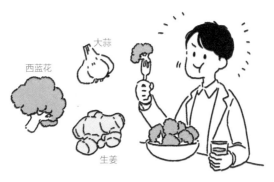

大蒜

西蓝花

生姜

苦味较重的蔬菜中的含硫化合物会刺激AMPK

除此之外，**白菜、卷心菜、萝卜、山葵、羽衣甘蓝、小油菜等十字花科蔬菜虽然没有西蓝花那么多的实验数据，但也是容易激发AMPK活性的优良食材。**一项对大约 9 万名日本人进行了 17 年跟踪调查的大型研究表明，**经常食用十字花科蔬菜的人因心脏病和癌症而死亡的风险降低了 14%**，并且这类蔬菜越来越受人们的欢迎。[41]

人们在食用十字花科蔬菜时，需要注意烹饪方法。这是因为萝卜硫素对高温很敏感，即使在锅中轻轻一炒，蔬菜中的萝卜硫素含量也会大大减少。如果是卷心菜和小油菜，大家也许还可以接受生吃，如果是西蓝花，估计没有人愿意生吃吧，但如果切得很细，吃起来可能就没问题了。针对这类蔬菜，**除非味道很难吃，否则请大家尝试生吃。**

以上就是关于富含含硫化合物的食材的内容。

如果觉得考虑吃哪种蔬菜比较麻烦，记住"**每天吃一种苦味很重的食物**"也行。蔬菜的苦味是植物产生的防御系统，也是给你的身体带来适度"痛苦"的标志。

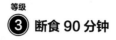

等级

③ 断食 90 分钟

从等级 3 开始，让我们通过断食来增加痛苦，从而进一步激活 AMPK。

方法

⑫ 将用餐时间前后错开 90 分钟

我首先介绍的是"90 分钟断食"这种技巧，实践起来非常简单。[42]

①比平时吃早餐的时间晚 90 分钟。

②比平时吃晚饭的时间早 90 分钟。

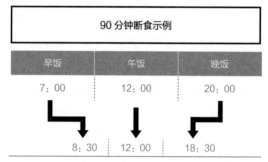

通过调整吃饭时间，增加了晚饭到第二天早饭之间的空腹时间

也就是说，如果你平时 7 点吃早餐的话，就改为早上 8 点 30 分吃早餐，平时晚上 8 点吃晚餐的话，改为晚上 6 点 30 分吃晚餐即可。这种断食方法虽然与一般的断食相差甚远，但是它的效果十分显著。

英国萨里大学有一项很有名的实验，研究小组让一组健康的受试者断食 90 分钟，并在没有任何饮食或运动指导的情况下追踪调查了 10 周。[43]结果显示，在 90 分钟断食组中，约 60% 的人回答说："吃得比平时少了。"而且和平时吃饭时间不变的那组对比，他们的体脂率后来减少了 200%。

对于小规模的实验，有必要进行后续实验，但作为最先实施的断食方法，这种仅仅是把吃饭时间与平时前后错开 90 分钟的方法最合适不过了。如果没有断食的经验，请大家先从这种方法开始实践。

等级 ④ TRF

TRF 是西班牙巴塞罗那自治大学发明的一种方法，取自**"在特定时间限制饮食的方法"**（Time Restricted Feeding）的首字母。[44]

方法 ⑬ 尽早地限制饮食

首先我们来看一下具体的做法吧。

①在 6：30~8：30 吃早饭。

②吃完早饭 6 小时后，在 12:30~14:30 吃晚饭（不吃午饭，一天吃两餐）。

③吃完晚饭后，到第二天 6：30~8：30 之前什么也不吃。

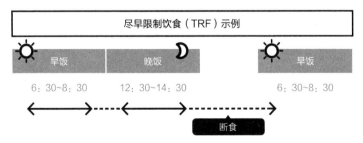

制造 18 个小时的空腹时间

TRF一天的断食时间大概是 18 小时，基本要求是每天重复这个做法。

在 TRF 的验证测试中，连续 5 周都采用这种吃法的受试者，他们的胰岛素敏感性和血压得到大幅改善，午后的食欲也下降了，身体的氧化压力也大幅减少了。其他数据也证实了 18 小时断食带来的好处，建议大家先实践 5 周左右，确认身体是否因此出现好的变化。

方法 ⑭ 不吃早饭

有些人可能无法尽早地限制饮食。对那些经常聚餐的上班族来说，午后 2 点半就吃完晚饭是非常难的。

这种情况下，你无须过早地吃完晚饭，可以采用不吃早饭的断食法。具体方法如下：

①不吃早饭，中午 12：00 开始正常吃饭。

② 20：00 之前吃完晚饭。

这是美国国家老龄化研究所推荐的断食方法，它的基本要求是制造出平均 16~18 小时的空腹时间。如果你不能在 20:00 之前吃完晚饭，就根据最后那顿饭的时间来调整第二天的午饭时间。

例如，你聚餐的结束时间是晚上 11 点，那么第二天的下午 3 点后开始吃午饭，如果你深夜 2 点吃了小吃，那么当天下午的 6 点之前都不能吃任何东西。**总之要有一定的空腹期，让肝脏储存的能量消耗殆尽。**

断食期间，除了水、茶、黑咖啡，不要吃任何东西。 也不可以吃标有 0 卡路里的健康食品或营养品等。

刚开始断食时，你可能会感受到强烈的饥饿或焦躁，但是从很多的实验结果来看，许多人在断食两周后，这种痛苦就会得到缓解，一个月后就完全习惯了。我在断食 10 天左右时，身体就习惯了，三周后感觉头脑变得清晰多了。大家可以以两周为目标先尝试一下。

等级
⑤ 间歇性断食

"间歇性断食"是奥林匹克训练中心推荐的一种方法，研究小组有如下评论：

"进行间歇性断食的人，可以在不减掉太多肌肉的同时大量减少体内脂肪，进而提高运动效果。"[45]

这听起来似乎有点过于完美了，但实际上进行间歇性断食的人在 6 周内体内脂肪减少了 15.1%，而肌肉只减少了 2.91%。腹部和大腿的效果尤其显著，这两个部位的脂肪分别减少了 17.4% 和 10.4%。

虽然实验的质量不高，但还是值得大家尝试一下。

方法
⑮ 将每周 3 天的饮食控制在"维持热量"内

请大家按照以下方法进行"间歇性断食"。

①在断食日，饮食摄入是每日"维持热量"的 60%~70%。

②隔天断食，每周断食 3 天，剩下的 4 天可以随意吃，不用担心热量。

③在断食日，每公斤体重至少摄入 1 克蛋白质。

步骤①中"维持热量"的意思是维持当前体重所需的能量。这意味着热量摄入和热量消耗是平衡的，因此体重不会增加也不会减少。

这是一个非常粗略的指标，但也是一种用于指导专业健身的方法，

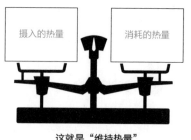

摄入的热量　消耗的热量

这就是"维持热量"

"维持热量"的计算公式
1 ↓ **基线的计算** 将自己的体重（公斤）乘以 22 得到基本的热量消耗。以体重 62 公斤的人为例，其基本的热量消耗为 62×22=1 364 千卡。
2 **乘以活动量** 将步骤 1 所消耗的热量乘以活动量指南中的数值。 • 以伏案工作为主，每天运动不超过 15 分钟=1.2 • 每周进行 1~2 小时的肌肉训练或有氧运动=1.35 • 每周进行 3~5 个小时的肌肉训练或有氧运动=1.5 • 每周进行 6~7 小时的肌肉训练或有氧运动=1.65 • 每周进行 7 小时以上的肌肉训练或有氧运动=1.75 该指南中提到的有氧运动包括步行、跑步、骑自行车、游泳、瑜伽等。如果你的体重为 62 公斤，每周跑步 4 小时，计算公式为 1 364 ×1.5=2 046 千卡。最后得出来的数值就是"维持热量"。

它有助于你掌握每天需要的热量。获取维持热量后，进而得出进行"间歇性断食"所必需的热量。

如果你的维持热量是 2 046 千卡，再减去 30%~40%，得出每天的热量摄入目标是 1 227~1 432 千卡。之后只要每周 3 天在饮食上保持这个热量摄入值就可以了。在此期间你不需要在意吃饭的时间段。

另外，你也可以使用相应的手机 App（应用程序）计算饮食热量。只要在 App 上输入菜单或食材，就可以粗略地计算出摄入的热量，所以你在断食的时候可以灵活地使用这些工具记录摄入的热量。

等级

❻ 模拟断食

"模拟断食"是一种每月仅 5 天彻底地减少热量摄入的方法，南加利福尼亚大学的研究团队定期检验这种饮食方法的效果。[46、47] 首先让我们一起看一下具体的做法吧。

方法

⑯ 每月仅 5 天彻底地减少热量的摄入

①决定断食的日期（例如每月第 2 周的 5 天）

②断食第 1 天的饮食量减少至 1 090 千卡。三大营养元素的均衡目标是：蛋白质 11%、脂肪 46%、碳水化合物 43%。

③断食第 2~5 天，每天的饮食量减少至 725 千卡。三大营养元素的均衡目标是：蛋白质 9%、脂肪 44%、碳水化合物 47%。

这里提到的三大营养元素的均衡是一种粗略的均衡，不需要大家严格遵守。在某种情况下，增加蛋白质的摄入会使人更难感受到饥饿。根据我的经验，下面的三大营养元素均衡比例是最不容易让人感到饥饿的，并且容易减少体内脂肪。

- 第 1 天的饮食量减少至 1 100 千卡，三大营养元素的比例分别是蛋白质 30%、脂肪 30%、碳水化合物 40%。
- 第 2~5 天的饮食量减少至 600 千卡，三大营养元素的占有比例分别是蛋白质 25%、脂肪 45%、碳水化合物 30%。

刚开始时大家可以把蛋白质的摄入目标设置为 10%，如果饿得难受，可以逐渐增加 5%。请大家多尝试几次，找到适合自己的均衡点。

这里需要大家注意的是，不能过度减少脂肪。因为脂肪是人体必需的营养成分，如果脂肪不足，就会破坏激素的平衡，导致皮肤变粗糙。

脂肪摄入量的最低标准是每公斤体重 0.5 克。也就是说，体重为 60 公斤的人，每天必须摄入 30 克脂肪。因为每克脂肪含有 9 千卡，如果体重为 60 公斤的人每天只吃 600 千卡的话，其中脂肪就有 270 千卡，也就是 45%。

· 60 × 0.5 × 9 ÷ 600 =0.45（即 45%）

确定了脂肪的比例后，请大家根据这个数值决定蛋白质和碳水化合物的比例。在刚才的例子中，脂肪的底线是 45%，如果你决定每天摄入 10% 的蛋白质，那么最终三大营养元素所占的比例就会稳定在脂肪 45%、蛋白质 10%、碳水化合物 45%。因为每克蛋白质和碳水化合物都含有 4 千卡，所以你可以像这样计算出最终的摄取量：

· 蛋白质：600 × 10% ÷ 4 =15 克
· 碳水化合物：600 × 45% ÷ 4 =67.5 克

虽然这么计算很麻烦，但是在南加利福尼亚大学的实验中，受试者在进行了 3 个月"模拟断食"后，体重平均减轻了 3 公斤，收缩压降低了 5 毫米汞柱，身体的炎症也显著减轻，甚至记忆力也得到了改善。在 90 天内仅用 15 天来减少热量，这可以说是一个很好的结果。

最开始的几天可能感到很饿，但是似乎很多人从第 3 天开始就觉得神清气爽，食欲也慢慢下降了。如果你想要尝试的话，可以先试 3 个月。

等级 ❼ 隔天断食

顾名思义，隔天断食的意思是隔一天断食一天。

方法 ⑰ 每隔一天断食一天

周一正常吃饭；周二什么都不吃，完全断食；周三正常吃饭；周四断食……每隔一天就设定一天完全不吃东西，这是一个基本的循环。

虽然关于断食的研究历史整体上比较短，但是关于"隔天断食"有很多好的数据，近年来学者们也发表了很多成果。[48] 举个例子，我们来看看格拉茨大学于 2018 年进行的一项实验。[49]

该研究小组要求标准体型的男女进行为期 4 周的"隔天断食"，并调查了所有参与者的血压和体内的氧化水平。实验中使用的断食方法如下：

①吃饭的那天，不需要担心热量，想吃多少就吃多少。

②断食的那天，制造一个 36 小时的空腹期。

③断食过程中，只能喝水、碳酸水、黑咖啡、绿茶。

因为需要制造一个 36 小时空腹的状态，所以你得制作这样一个日程表，比如周一晚上 8 点吃完晚饭，到第二天一整天完全断食。之后，周三早上 8 点开始再吃点自己喜欢吃的东西，晚上 8 点后吃完最后一餐，接着周四再次断食。

研究表明，进行"隔天断食"的人有以下的变化：

- 每周摄入的热量减少了 37.4%（正常饮食的那组人每周摄入的热量减少了 8.2%）。
- 体重减轻了 3.5 公斤，其中体内脂肪减少了 2.11 公斤。
- 收缩压改善了 3.37%。

大多数断食实验一般都以肥胖的人作为实验对象，但这项实验只以健康的标准体型的人为研究对象。即便如此，在 4 周内就取得这样的成功，真是挺了不起的。

在你习惯之前，36 小时的断食会很难受，但一般持续 3~4 天后食欲就消失了，很多人会切实地感受到注意力上升了、皮肤改善了。我们可以先尝试 2~4 周，如果觉得没有困难的话，那么可以继续尝试。

其他 AMPK 饮食方法

在过去的几年里，我们发现有些营养品具有 AMPK 活性。[50]当然，获取多酚的最好方法是从饮食中获取，虽然目前还没有比饥饿更能激发 AMPK 活性的方法，但通过一些备选方法，你也可能获得同样的效果。下面让我们来看看有利于激发 AMPK 活性的营养品吧。

方法
(18) 服用姜黄素补充剂

姜黄素是姜黄中含有的一种成分，有报道称它可以激发 AMPK 活性。[51]关于它的研究数据有很多，而且同时具备安全性和有效性，可以作为首选。[52、53]

但是，使用姜黄素的难点在于，其具有难以被人体吸收的特性，大部分会被排出体外。[54]因此不少专家否定姜黄素的优点，但幸运的是，最近几年人们已经开发出了提高人体吸收率的姜黄素补充剂版本。大家在选择补充剂的时候，注意一下成分标识中是否有如下表所示的加工标识。

选择姜黄素时的成分展示	
胡椒碱类	是一个与胡椒的辛辣成分胡椒碱混合的版本，与未加工的姜黄素相比，其在血液中的转换率最高可达20倍。[55]一个具有代表性的品牌就是"BIOPERINE"。
纳米类	一种较小分子的姜黄素，人们认为它的吸收率约为普通姜黄素的27倍。[56]其中比较有名的产品是serakurunin等。
油类	虽然关于它的研究案例比较少，但人们认为它的吸收率为普通姜黄素的6~7倍。[57]商品成分表上有"BCM-95"这样的标记就可以了。
磷脂复合物类	它由植物提取的卵磷脂和姜黄素组合而成，吸收率约为普通姜黄素的29倍。[58]使用这种技术的补充剂应该在其成分列表中包含类似"磷脂复合物"的字样。

其中价格和效果最好的是胡椒碱类。在很多实验中，受试者每天要食用80~200毫克胡椒碱类姜黄素，所以大家可以先从这个用量开始尝试。

方法
⑲ 带皮吃葡萄以获取白藜芦醇

白藜芦醇是葡萄皮中含有的一种多酚。在科学界，它被视为一种有利有弊的成分，曾经作为"激活长寿基因的理想成分"在世界范围内轰动一时，但过了几年，人们发现研究造假后，对它的评价又一落千丈，可谓毁誉参半。

但是，2010 年以后，人们进行了一些高质量的实验，南方医科大学对 21 项先行研究进行了荟萃分析，发现**每天吃 300 毫克以上白藜芦醇有望改善总胆固醇和血压**。[59]

虽然这不是一个引人注目的数字，但它似乎具有降低心脏病风险的作用。

不过，还有一点需要大家注意，即目前针对白藜芦醇的大部分研究都以超重的人为研究对象，因此标准体型的人是否也能获得相似的效果，还需要进一步研究。

第 4 章 CHAPTER

精神

——区分"衰老的压力"和"变年轻的压力"

技法3 | 暴露

肌肤·外表·抗压性

大家已经了解饮食和运动能够给身体带来痛苦，那么现在该了解如何给精神施加痛苦了。和身体一样，我们将进入给精神适当施加压力的阶段了。

虽然这么说，但有些人可能会抵触这种说法。在充满压力的现代社会中，人们往往不想再给自己施加更多压力。工作累的时候，大多数人都想让自己休息一下。

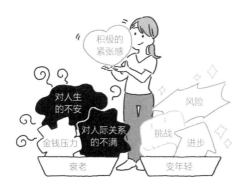

在这里，首先需要大家注意的是，精神压力分为两种：**衰老的压力和变年轻的压力**。

衰老的压力：对人际关系的不满和对人生的不安等在头脑中挥之不去的慢性心理负担

变年轻的压力：朝着某个目标不断努力时体会到的精神上的紧张感

最初衰老的压力是指一直萦绕在心中的不安和愤怒等情绪。比如你必须面对令你讨厌的上司，工作不稳定让你看不到未来，你每天过着没有任何乐趣的日子等，这些都是长期折磨心灵的精神上的痛苦。

慢性压力摧残着我们的心灵，一点点地消磨着我们的青春。天主教鲁汶大学和其他机构花费 10 年时间给 200 人拍照，通过研究这些照片，他们发现日常生活中压力越高的人越显老，其中负面影响最大的是**金钱压力**。[60]越是为房贷和低工资而烦恼的人，越容易给人一种比实际年龄要老的印象。

压力使人衰老的机制是很复杂的，其中对人最大的影响就是激素平衡的改变。

精神的恶化会增加皮质醇激素量，它会成为一个诱因，使大脑生成一种叫神经肽的物质。这种物质可以使人体产生炎症，像用文火煮东西一样慢慢地攻击你的皮肤和内脏。不久之后你全身的机能就开始下降，高血糖、肥胖、过敏等风险增加。

所以为了保持年轻态，我们必须注意恶性压力。

事物的发展需要愉快的压力

另一种是**变年轻的压力**，指朝着对你有利的目标倾注精力时所体会到的一种精神上的不快感。什么目标都可以，只要你从内心深处觉得它非常重要就行，如跑完马拉松、减肥、长寿、创业等。**这种类型的压力，会适度刺激你的大脑，激发兴奋效应。**

这么说来，可能有些人就会想："只享受快乐不行吗？"应该有不少人觉得，既然好不容易将精力投入实现我们喜欢的目标了，就希望可以在朝着目标前进的同时，一直享受这种快乐。

但遗憾的是，有这种想法的人不能从根本上实现他们的目标。因为人类的大脑系统，就是为了给那些真正追求目标的人带来痛苦而设计的。

第一部分提到的心理学家安德斯·埃里克森，曾对在体育界和音乐界取得成就的世界一流选手进行了调查，并得出了这样的结论：

"为了推动事物发展，必须脱离舒适圈。因为不管演奏多少遍自己已经擅长的曲子，都不能算练习，不管用自己已经掌握的代码技术写多少程序，也不能提高自己的技术水平。**为了提高技能，我们必须付出最大的努力，因此我们会感到痛苦。**"

正如我在前面讲述的那样，人类的精神和身体一直在朝着尽可能节约热量的方向进化。因为一旦掌握了生存所必需的技能，人们就会维持这种状态，就不用消耗热量，从而提高生存的概率。只有在周围环境发生变化时，人们才会重新考虑获取新的技能。

因此，人类的大脑具备这样一种机制，当我们朝着新的目标前进时，痛苦总会产生。它是一个向我们的身心传达"这样就行"的信息、保持现状的系统。

总之，**真正的进步总是伴随着痛苦。**当我们在学习新的数学公式时，当我们在练习陌生的演奏技巧时，当我们在绞尽脑汁思考创业的创意时，如果感受不到任何痛苦，就可以判断这是大脑正在给我们发送维持现状的信号。

拥有超越年龄的年轻身心的秘密

在超龄者研究中，人们清楚地发现了年轻的身心和精神上的痛苦之间的关系。超龄者是指大脑和身体水平与年轻人类似的老年人，过去曾报道过许多令人震惊的案例，比如有些老年人虽然已经 80 多岁了，但是他们的大脑体积比中老年人还要大，即使到了 90 岁，他们看起来也比实际年龄年轻 20 岁。[61、62]

美国东北大学的丽莎·费尔德曼·巴雷特研究了超龄者的大脑和生活方式，发现他们的大脑不仅大脑皮质很发达，而且前扣带回皮质和岛叶皮质很发达。[63]

这些区域是大脑中信息交换的主要通道，但有趣的是，随着活动量的增加，它们有引起"疲劳""沮丧""烦躁"等负面情绪的特征。也就是说，许多超龄者在日常生活中热衷于某些困难的活动，使大脑在经历痛苦的同时，得到了成长。

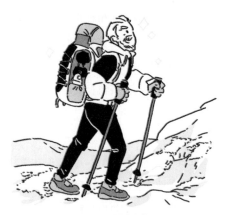

超龄者不躲避痛苦

他们通过各种各样的方式体验痛苦，有些人开始新的运动，有些人从 80 岁开始学习新语言，更有 90 岁的人准备攀登乞力马扎罗山。

基于这些数据，巴雷特博士断言：**要想像超龄者一样保持年轻的身心，除了定期体验痛苦，别无选择**。

让大脑暴露在痛苦中

那么，能有效地给你的大脑施加痛苦的技法就是"暴露"了。它是将原本在行为疗法中能有效治疗焦虑症和PTSD的方法应用于抗衰老方面的一种方法。[64]

"暴露"的要点可以概括为让自己置身于刚好能承受的痛苦中。

举个例子，你想要多交一些朋友，但是不擅长与人交流。为了打破这种局面，你可以使用"暴露"方法先给自己设定一个勉强能承受的"风险"。

- 向家人倾诉烦恼。
- 在大型酒会上简单地说些祝酒词。
- 试着对值得信赖的朋友说些自己的秘密。

上面这些行为不像让你与陌生人交谈那么让你焦虑，而是你主动采取一些能让自己稍微放松的行动，从小事开始挑战。

任务的难易度因人而异，有些人可能觉得"在街上与陌生人搭话""在兴趣小组发表意见"等比较容易实现。"暴露"的第一个要点就是选择一件对自己来说心理负担稍微重一点的事情去做。

在了解完基本情况之后，让我们开始练习吧，由于"暴露"很多时候受到个人主观性的影响，因此我不会像对待运动和饮食那样对其进行具体的等级划分。相反，我会让大家按照下面的步骤，找到最适合自己的大脑负荷。请大家按照顺序尝试。

第 1 步：制作风险计量表

"风险计量表"是斯坦福大学工学院等使用的一种改善人生的技术[65]，可以用它来判断你在生活中每天承受多少风险、给自己带来多少痛苦。

正如前面提到的那样，超龄者有意识地不断地跳出舒适圈。**只有敢于冒险，才能让我们的大脑得到适当的刺激。**

接下来，大家可以根据下页的五角形图，检查自己在每个领域所承担的风险。

大家可以一边思考"现在我承担了多少风险""稍微克服一下不安和恐惧，能采取哪些新行动"，一边记录自己目前的状况。如果你已经开始准备考取资格证，正在经历知识方面的挑战，就在"知识上的风险"那项给自己打高分；如果你觉得自己既没运动也没学习新技能，就在"身体上的风险"那项给自己打低分。大家可以主观判断打多少分。

大家可以参考一下我的情况，因为职业的关系我必须不断地获取新的信息，所以把"知识上的风险"评分设置得比较高，另外因为我生性怕人，所以"社交上的风险"评分就低。总之，要根据自己的感觉诚实地打分。

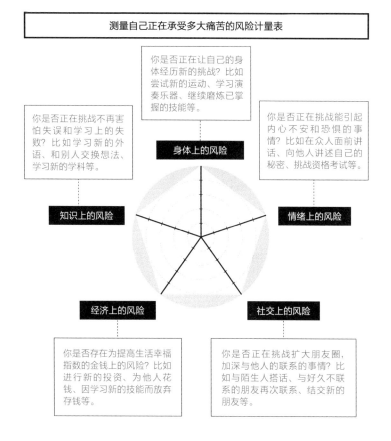

测量自己正在承受多大痛苦的风险计量表

你是否正在让自己的身体经历新的挑战？比如尝试新的运动、学习演奏乐器、继续磨炼已掌握的技能等。

你是否正在挑战不再害怕失误和学习上的失败？比如学习新的外语、和别人交换想法、学习新的学科等。

你是否正在挑战能引起内心不安和恐惧的事情？比如在众人面前讲话、向他人讲述自己的秘密、挑战资格考试等。

身体上的风险

知识上的风险

情绪上的风险

经济上的风险

社交上的风险

你是否存在为提高生活幸福指数的金钱上的风险？比如进行新的投资、为他人花钱、因学习新的技能而放弃存钱等。

你是否正在挑战扩大朋友圈，加深与他人的联系的事情？比如与陌生人搭话、与好久不联系的朋友再次联系、结交新的朋友等。

第 2 步：选择评分最低的领域计划需采取的行动

如果大家已经根据风险计量表掌握了自己的现状，就开始制订具体的行动计划吧。从风险计量表中找到得分最低的方面，然后自问：

· 怎么做会在这方面承受更大的风险？
· 有助于改善自己人生的风险是哪方面的？

然后把想到的行动写下来。

比如，你发现自己无法承担"情绪上的风险"，作为对策，你可能想到"如果能在众人面前讲话，应该对以后的工作有所帮助吧"。但是，突然让你在众人面前讲话，你的压力肯定比较大，因此从难度较小的行动开始比较好。

- 只在便笺上写几句话，然后尽可能即兴与多位专家交谈。
- 在几个朋友面前练习讲话。
- 和十多个熟人聊一些你比较擅长的话题。
- 试着在公司会议上评论同事的见解。
- 试着跟可信赖的朋友讲话。

请大家想出至少 10 个具体的行动。你采取的行动越多，暴露的效果越好。

第 3 步：设定行动等级

将第 2 步中设定的行动，按照实践的难易程度进行排列。请用 0~100% 来评价你对每个行动的不安和烦躁程度。

0= 完全不会感到不安，情绪很平静

30%= 有点不安，但是能够承受

50%= 感到越来越痛苦，日常实践起来比较困难

70%~80%= 感到严重的不安，甚至会影响日常生活

100%= 感到从未有过的最严重的焦虑

大家也可以自己决定这些数值。因为每个人感受压力的方式不同，所以大家不要随意地认为"对这样的事情也会感到不安真是不好意思"，**要诚实地对你的消极情绪进行打分**。

打分结束后，请大家将所有的行动按照从安心到非常不安的程度进行排列，然后填写和下表一样的表格。把感到压力最小的行动放在最下面，把让人感到最消极的行动放在最上面。这样"暴露"的准备工作就完成了。

为实现"当众演讲"而采取的行动等级示例	
状况	不安程度（%）
当众演讲。	100
主持有陌生人参加的会议。	90
尝试组织研讨会等会议。	75
在工作会议上提出问题或发表评论。	60
在酒会等聚会上与陌生人说话。	50
出席演讲会或研讨会并提问。	45
在聚会等场合试着对陌生人微笑。	40
和陌生人进行一对一谈话。	25
在朋友面前读一段报纸。	10
和知己进行一对一谈话。	5

 将第 2 步中设定的行动，按照实践的难易度进行简单的排序。
用 0~100% 来评价每一项的不安程度。

第 4 步：实施上述行动

有了行动等级之后，剩下的就是实践了。大家可以从最下面难度最低的行动开始，完成后再开始执行上面的任务。越往上，你的大脑就会越痛苦，越容易激发兴奋效应。

最初大家可能会感到不知所措，但是如果在执行这些任务时感到轻度的不安或烦躁，就说明暴露方法在顺利进行。请大家放心地继续挑战吧。

每个任务都要反复地执行，直到你感受到的压力是最初的一半。例如，最初你"在聚会上与朋友打招呼"时，压力为40%，反复执行这项任务，当你感受到的压力变为20%时，就可以清除这项任务了。然后继续执行难度更高的任务了。

同样，如果你在执行过程中感到无聊，也可以进入难度更高的任务。因为"无聊感"是大脑没有承受适当的负荷的迹象。如果你感受不到任何压力的话，请挑战难度更高的行动。

相反，如果你感觉压力过大而无法完成该项行动时，可能是大脑的负荷太高了。这时你可以想想"有没有比这种难度低5%~10%的挑战"，稍微降低这项任务的等级。

第5步：暴露日记

为了判断你的大脑受到多大的刺激，你有必要将暴露的进展以可见的形式留存下来。大家在执行暴露行动时，一定要记录下面这些数字。

- 执行暴露行动的日子。
- 完成行动所花费的时间。
- 执行前的压力水平和执行后的压力水平。
- 没有完成某项任务时，在评论栏中写下理由。

如果你在执行过程中没有实现暴露的目的，也不必灰心丧气。因为当你在执行设定好的任务时，你的大脑确实受到了刺激，并激发了兴奋效应。

暴露行动最大的要点是，**不断挑战能让你感到轻微压力的积极行动**。只要不偏离这个重点，就能取得效果。

暴露日记示例

执行过的暴露行动：在朋友面前练习演讲

执行暴露行动的时间			在执行暴露行动时感受到的压力程度（评分范围为 0~10 分）			
日期	开始时间	结束时间	初级阶段	中级阶段	最终阶段	注意到的事情
4 月 15 日	10：15	11：15	2	8	4	
4 月 16 日	14：00	15：00	2	8	3	
4 月 17 日	17：30	18：30	1	9	4	
4 月 18 日	17：30	18：30	1	5	2	紧张到忘记说话
4 月 19 日	10：00	11：00	0	4	1	
4 月 20 日	18：00	19：00	0	3	1	
4 月 21 日	10：15	11：15	0	2	5	

不断重复设定的行动，最后当你完成压力等级为 100% 的任务时，就大功告成了。然后你可以再次回到第 1 步——"制作风险计量表"，寻找新的"人生冒险"。

其他暴露方法

要想拥有与超龄者一样的年轻状态，使用"暴露"方法最合适不过了。除此之外，人们还开发了其他有效的方法。下面我介绍其他几个选项。

方法
⑳ 直面压力的经历

每个人都经历过巨大的压力。比如丢掉工作、和朋友吵架后分道扬镳等，很多人都有因难过的事而痛不欲生的经历。

不要回避这样的经历，让它成为你成长的食粮，所以我在这里介绍**"压力后成长量表"**。康涅狄格大学的研究团队开发了一种心理测试，目的是让你以积极的态度重新看待过去的消极经历。[66] 如果你有多年无法忘怀的痛苦经历，请尝试使用"压力后成长量表"。

第1步：写出压力经历

首先，大家想一想"过去一年中感到压力最大的事情是什么"，然后简单地写下来。选择那些能让你不经意间冒汗的事情，比如"在工作中出现重大错误""被女朋友甩了"。

但是，"受到虐待""被卷入犯罪事件"等使人身心受创的事件对大脑造成过高负担，所以不在选择之列。可以选择日常层面的消极经历。

第2步：进行压力后成长打分

请大家思考第1步中选择的事件时，用0~2分对下表的50道题进行打分。

压力后成长量表
0分=从未经历过 　1分=较少地经历过 　2分=经历过很多次
1　与帮助我的人建立新的朋友关系。
2　对这个世界有了新的认识。
3　意识到我比自己想象中坚强。
4　可以接纳别人了。
5　意识到我可以给别人提供很多东西。
6　学会了尊重他人的感受和信念。

7	学会了善待他人。
8	重新考虑了我想要过怎样的人生。
9	意识到自己想在人生中取得更多成就。
10	更理解人生的意义，对人生的满足感增强。
11	学会了更积极地看待事物。
12	学会了如何更好地表达自己的心情。
13	懂得了一切事情的发生都是有原因的。
14	对人生的敬畏增加了。
15	与之前相比，不会因同样的棘手事而烦恼。
16	学会了对自己所做的事情负责。
17	因为不知道明天会发生什么，所以学会为今天而活。
18	我不再认为大部分事情是理所当然的。
19	加深了对自己人生的信赖。
20	能更自由地做决断了。
21	意识到我也有值得传授给别人的人生经验。
22	更明白人生的偶然会影响很多事情。
23	开始理解那些经历磨难的人的坚强。
24	即使发生不好的事情，也不会那么容易感到恐慌了。
25	学会了更多地思考自己行为的后果。
26	学会了遇事时不过度生气。
27	学会了做一个更乐观的人。
28	学会了更冷静地对待人生。
29	学会了保持自己原本的状态，不过别人所期望的人生。
30	能够接受并不完美的人生。
31	学会了更认真地生活。
32	学会了面对人生问题，持之以恒。
33	学会了寻找人生的意义。

（续表）

34	让自己的人生目标变得更好。
35	更愿意帮助有需要的人。
36	变得更加自信了。
37	不再认为自己的健康是理所当然的。
38	学会了更认真地倾听别人。
39	学会了接受新的信息和想法。
40	对父母多年前的话和建议有了更好的理解。
41	学会了更诚实地与他人交流。
42	现在能够很好地处理不确定的事情。
43	意识到我想对世界产生一些影响。
44	学会了求助于别人。
45	意识到大多数让我感到消极的事情都是小事，不值得为此感到沮丧。
46·	学会了维护自己的权利和希望。
47	与他人的关系变得比以前更有意义。
48	能把自己的父母当作普通人看待了。
49	发现有人比我想象的更关心我。
50	"我是更大的团体的一员"这样的共同体意识变得更强了。

评分

评分结束后，请大家把所有的分数加起来。虽然没有"如果是这个分数，那么……"的判断标准，但是康涅狄格大学的研究结果显示，受试者的平均分数稳定在 50.68 分左右。如果总分大于这个数值，就可以判断你是通过压力成长起来的。

第3步：检查压力后成长量表

最后需要大家重新审视一下量表中的内容，考虑一下针对某个测试点是否有改进的方法。

例如，当你发现过去被解雇却没加深与他人的关系时，你可以考虑一下离职时去感谢一下谈得来的朋友、找个能够理解自己处境的朋友谈谈等干预措施。

如果你发现你没办法冷静地思考人生，你可能需要采取一些措施，比如分析自己失业的真正原因，然后在下一份工作中注意。你可以选择一件直觉上"这样做应该可以改善"的事情开始，不要太过烦恼，听从自己的想法就可以了。

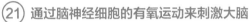

方法
㉑ 通过脑神经细胞的有氧运动来刺激大脑

"脑神经细胞的有氧运动"是世界著名神经生物学家劳伦斯·C.卡茨提出的一种大脑刺激法。[67] 从名字（neurobics）上就可以看出，它把神经元和健美操（舞蹈形式的有氧运动）联系起来，**给大脑施加轻微的负荷，从而激发兴奋效应**。

上述这种方法不需要复杂的步骤，你只要在日常生活中**做一些"稍微痛苦"的**事情就可以了。如果你觉得前面提到的暴露行动有点麻烦的话，可以试着用与脑神经细胞相关的有氧运动热身。下面我将介绍几个具体的技巧。

方法
㉒ 使用非惯用手

第一个方法是**"使用非惯用手"**。如果你惯用右手的话，请尝试用左手刷牙、吃饭和操作鼠标等。多项数据显示，经常使用非惯用手能促进大脑生长。新南威尔士大学等研究表明，让惯用右手的受试者"用左手拿杯子喝茶""用左手开门"，**两周后他的自控能力提高了**。[68] 一开始可能很困难，但大家可以尝试将其作为一种简单的大脑训练方法。

方法
23 闭着眼睛做家务

训练自己闭着眼睛完成淋浴、洗头和晾衣服。

我们在做日常任务时，所需要的大部分信息是通过视觉获得的，而且会很快丢弃听觉、嗅觉、触觉等获得的信息。

但是当我们闭上眼睛做家务时，**我们的感官会变得十分活跃，大脑也会开始使用新的神经通路**。

方法
24 减少对技术的依赖

该项训练是让大家有意识地减少智能手机和电脑等设备的使用。

以伦敦出租车司机为对象的测试发现，他们的大脑中掌管记忆力的区域很活跃[69]。这是因为，如果他们想要在伦敦拿到出租车执照的话，就必须记住 2 万种地标建筑，从而使大脑受到了适度的刺激。

同样地，大家尽量发挥人类天生的能力吧，比如关闭GPS（全球定位系统）导航去看地图，在心里记住电话号码和购物清单，而不是使用手机上的备忘录App，停止使用社交网络服务，直接与朋友和家人沟通。

方法
25 逆向挑战

即使你把熟悉的东西倒过来看，你的大脑也容易受到不寻常的刺激。

例如，把表倒过来戴，把日历倒过来挂，改变工作台的模样，调换记事本和资料的左右位置等，把能想到的东西都倒过来试试吧。**使用不同于平时的排列方式会让大脑感受到轻微的负荷。**

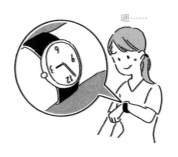

方法
㉖ 朗读、听读

通过研究MRI（核磁共振成像）发现，与仅凭视觉阅读相比，人们在朗读或听读时，会调动3个不同的大脑区域。但是在日常生活中，我们大部分信息的输入都依赖视觉，而忽略了其他感官。

读书的时候，请试着大声朗读，或者使用有声书进行听读。**这样不仅能调动与平时不同的大脑区域，也更容易记住内容。**

方法
㉗ 开发新的通勤路线

通常，很多人会无意识地沿着熟悉的路线上下班，他们的大脑几乎没有受到刺激。但是，**哪怕你只是选择不同于平时的上下班方式或路线，也能刺激到大脑皮质和海马体**，比如乘坐不同路线的电车，或者平时乘坐公共汽车上班的人选择步行或骑自行车。

方法
㉘ 10个游戏

"10个游戏"是心理学实验中用来**提高创造力**的一种著名方法。

①适当地选择任意物体。比如笔、眼镜、回形针、剪刀、密封袋等，什么东西都可以。

②选择后，想一下"这个物体有哪些新用途"，至少要列举出 10 个新用途。例如，你选择了密封袋，就尽量想出一些新颖的使用方法，比如"当作文具盒使用""用于浸泡洗"等。

这种方法容易给你的大脑带来负担，所以请在空闲时尝试。

实践篇
——正确地治愈

越是懒惰的人，
越不懂得休息的方法。

——约翰·拉伯克（英国银行家、政治家、博物学家、
考古学家）

我们掌握了给自己带来适度痛苦的方法后，接下来就进入"恢复"阶段吧。这个阶段是为了让受到伤害的身心得到休息，然后让全身恢复年轻态。

本部分将大致分为 4 个板块，思考"正确地治愈"的技巧。

技法 1▸优质的饮食

注重质量而非热量的饮食方法

技法 2▸多重休息法

从身体、认知等各个方面让身体得以休息的方法

技法 3▸遵循世级标准级护肤方法

世界一流机构认可的简单美肌方法

技法 4▸唤醒被洗脑的人

推翻消极印象，正确地"误解"

这些是从大量的营养学和心理学研究中，选出的比较可靠的技巧。和第二部分一样逐步增加难度等级，请大家像玩通关游戏一样，享受自己变年轻的感觉。

第 CHAPTER ⑤ 章

营养元素

——让人恢复年轻的饮食和让人变老的饮食

技法 1 | 优质的饮食

改善精神状态·良好睡眠·提高免疫力·防止肥胖

正确的饮食是抗衰老最重要的一点。后面我会详细地解释。如果每天无法获得适当的营养，你的身体机能就不能正常工作，肌肉和皮肤就会衰老。

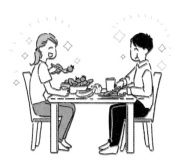

然而，在现代生活中选择正确的饮食是一项艰巨的任务。世界上有各种各样的饮食方法，每种方法都被认为是有科学依据的"最好的健康饮食"，比如低糖饮食、素食主义（不吃肉、鱼、蛋、奶等动物性食物）、长寿饮食法（以糙米、全麦面粉为主，主要由豆类、蔬菜、海藻和盐组成的饮食）、生食法（使用未经加工的食物，或者尽量吃生的食物的饮食习惯）。

但是，从抗衰老的角度来看，其实大家没有必要为选择哪种饮食方法才正确而烦恼。因为即使在支持不同饮食方法的学者和专家中，如低糖饮食、素食主义、肉食系减肥法等，也存在着绝大多数人都赞同的"唯一的要点"。可以用一句话概括这个要点。

· 提高热量的质量。

注重质量而非热量的量的饮食被称为"优质的饮食"。关于"质量"的定义，后面我会详细地介绍，通过最近十几年的研究，哈佛大学、耶鲁大学等一流机构开始将其视为饮食的重中之重。[1]

让我们看看耶鲁大学预防医学中心发表的题为"最有利于健康的饮食方法是什么？"（*Can We Say What Diet Is Best for Health?*）的评论文章。[2]该团队从关于抗衰老和饮食的先行研究中收集了 167 项高质量数据，并调查了一些常见的健康饮食的效果，包括低糖饮食、低脂饮食、素食主义、均衡饮食、无麸质饮食（不含麸质的食物，即小麦为主的食物）。在进行全面调查后，他们得出了以下结论：

"虽然它们之间存在明显的差异，但根据科学依据发现，每种饮食方法的本质是一样的。真正重要的是热量的质量。**优质的饮食才是唯一且最好的饮食方式。**"

在健康饮食的世界里，只包含一种成分的话，容易成为人们攻击的对象，比如糖类和饱和脂肪酸被认为是导致肥胖的元凶，麸质被认为会导致身体不适。反之亦然，过度吹捧特定的方法也是司空见惯的事情，比如有人说只要减少糖分的摄入就能治愈身体上的所有不适，还有人把椰子油当作灵药一样对待。

但是，如果仔细看数据的话，你会明白这种思维方式是错误的。没有绝对健康的食物或营养元素，也没有完全错误的饮食方法。例如，哈佛大学曾对超过 12 万人进行了 20 年研究，发现体重变化与热量的质量有很大的关系，**并指出"减少饮食的同时增加运动"等饮食方法过于简单而没有意义**。[3] 同样，哈佛大学在对 811 人进行的为期两年的随访测试中发现，即使受试者采用低糖和低脂肪饮食，对饮食和体质改善的影响也不大，最终能带来差异的是热量的质量。[4]

虽然在一些细节上还存在争议，但目前基本上没有专家反对热量的质量。世界上所有的饮食方法，因为遵循了热量的质量这一标准才变得有意义。

能让人恢复年轻的饮食的重点

那么，注意热量的质量究竟是怎样的饮食方法呢？我在总结先行研究后发现，热量质量高的食物大致与以下 4 个指标相关。

- **满足度**：多快能产生饱腹感？
- **营养价值**：总热量中富含多少维生素、矿物质、必需脂肪酸、必需氨基酸？
- **吸收率**：摄取的热量转化为体内脂肪的速度是多少？
- **效率性**：摄取的热量中，有多少转化为体内脂肪？

优质的食物指的是尽可能具有较高的满足度和营养价值，而且不易转化为体内脂肪的食物。按照这个标准来考虑的话，热量质量高的食物的排名大致如下页所示。

看了这个排行榜后，可能有人会想："这不是理所当然的吗？"**所谓的"热量质量高的饮食"，其实就是少吃加工食品，多吃蔬菜，精选品质上乘的肉和鱼。**垃圾食品的负面影响和蔬菜的好处过去已经被说过

高热量质量食物排行榜		
第1名	**低糖蔬菜**：菠菜、西蓝花、卷心菜等绿色系蔬菜，是热量质量极高的食物。它们有膳食纤维，所以容易让人产生饱腹感，而且总热量中包含的营养也很丰富，满足了"4个标准"。	
第2名	**肉、鱼、蛋**：肉类中的蛋白质有提高饱腹感的作用，同时能提供必需脂肪酸和维生素。与绿色系蔬菜相比，它们总热量的满足度较低，不足之处是因为培育环境不同，品质也有很大差异。	
第3名	**水果、高糖分的蔬菜**：像红薯、南瓜等含糖量多的蔬菜和水果，因含有丰富的多酚，所以饱腹度也高。但正因为多酚含量多，总热量的营养价值就降低了。	
第4名	**乳制品**：虽然它们的优点是富含蛋白质和维生素，但与总热量相比，糖类和脂肪含量过高，所以在营养价值和满足度方面的评价比较低。	
第5名	**油、脂肪**：它们的不足之处在于，因每克含有的热量比较高，所以满足感低，而且难以转化为体内脂肪。但是，如果没有必需脂肪酸，身体将无法正常工作，所以必须摄取该类食物。	
第6名	**所有的谷类**：因为它们基本上都含有糖分，所以总热量的营养价值比较低。	
第7名	**加工类食物、精制糖**：热量多却没有营养，往往很难有饱腹感。	

很多次了，一般情况下人们都会觉得不用再强调了。

但细节之处见真章。如何选择优质的食用油？如何在不降低食材质量的情况下烹饪？如何避免肉类和鱼类中的有害物质？**只有改善了这些小问题，才真正称得上热量质量高的饮食**。即使是那些看似常识的建议，如果没有小的独创性和持续的改进，也无法作为一个整体而发挥作用。

我们到底应该怎么做才能实现热量质量高的饮食呢？让我们按等级来看看吧。

等级 ① 稍微改善热量的质量

对于之前从未关注过热量质量的人，请先从稍微改善一下开始。这是对你的饮食习惯进行少许改善，从整体上提高热量质量的方法。

你可以把白吐司三明治换成全麦面包，把含糖的罐装果汁换成无糖的茶或咖啡，避免食用腌肉和香肠等加工肉，选择鸡肉和牛肉等天然食材。像这样，只要稍微改善一下日常饮食的质量，你就能从中得到很大的好处。

让我们来看看俄罗斯喀山国立医科大学的一项研究。[5] 他们以 60 名有肥胖烦恼的女性为实验对象，并将她们分成两组，要求其中一组坚持采取"普通的西式饮食"，另一组采取"稍微改善热量质量的饮食"。

普通西式饮食组和热量质量改善组的比较		
1 杯约 250 毫升	**西式饮食组**	**热量质量改善组**
面包/米饭	9 片面包 4.5 杯米饭	7 片全麦面包 3.5 杯米饭
砂糖/果糖	最多 31 克	最多 16 克
蔬菜	4 杯	5 杯
水果	4 杯	6 杯
乳制品	2 杯	3 杯酸奶或奶酪等发酵食品
肉	240 克	240 克
坚果	28 克	56 克
油	42 克	42 克，以橄榄油为主

菜单的具体差异如前页所示，只是稍微增加了蔬菜和水果，稍微减少了砂糖类，饮食习惯并没有发生太大的改变（每杯容量约 250 毫升）。尽管如此，12 周后的变化还是很有趣的。

虽然BMI和体重没有变化，但是热量质量改善组的胰岛素抵抗能力提高了 30%，一氧化氮含量增加了 19%，而且体内炎症减少了 19%（与此相对，普通西式饮食组的胰岛素抵抗能力降低了 3%，一氧化氮含量增加了 2%，体内炎症增加了 8%）。

如上所述，饮食上的一点点改善就能让我们体内的老化指标发生如此大的变化，因此"稍微改善"的效果也不容小觑。

方法
㉙ 多吃蔬菜，少吃精制糖

大家在尝试稍微改善热量质量时，可以从增加蔬菜量和减少精制糖开始。在平时的饮食中，大家可以增加大约一把的蔬菜或水果，用糙米代替米饭或者完全不吃米饭（换成全麦粉制成的面包和意大利面）。

喜欢喝含有砂糖、果糖、葡萄糖饮料的人，可以换成无糖的茶或咖啡。如果你想吃甜的，也可以喝含有人工甜味剂的减肥饮料。

听到人工甜味剂，你可能担心它会给人体带来不好的影响，但在大规模的荟萃分析结果中并没有发现这一问题。[6] 虽然不推荐人工甜味剂，但要想稍微改善热量质量，首先要减少砂糖、果糖、葡萄糖等液糖的摄入。这样的饮食生活持续 12 周的话，就达到了等级 1。

等级
② 采用地中海饮食法

地中海饮食法是 20 世纪 60 年代一种模仿希腊、意大利等地中海国家的食材和菜肴的饮食方法，在最近十多年里，地中海饮食法的抗衰老效果被越来越多的人熟知。

其中最可靠的是麦吉尔大学进行的一项荟萃分析，他们仔细调查了998项数据，发现地中海饮食法是通过控制脂肪和糖分的摄入，从而有效地减轻了体重，并能够轻易地改善胆固醇值。[7]虽然研究暂不充分，但报告还称，**它能改善精神状态、提高睡眠质量**[8]，**改善肠内环境，降低患病风险等**[9]，**在众多的健康饮食方法中，关于它的研究数据量是名列前茅的。**作为有效的抗衰老饮食方法，它可以说是目前最可靠的方法了。

地中海饮食法对人体有益的理由有很多，但其中**大部分研究者最重视的就是它能"轻松改善热量质量"。**与限制糖分摄入、低脂肪饮食、素食主义等方法相比，因为不能吃的食物较少，所以这种饮食方法更容易实践。

方法
㉚ 积极地摄入新鲜蔬菜和鱼贝类

地中海饮食法的特征是积极摄入新鲜的蔬菜和鱼贝类。大家如果想尝试的话，最简单的方法是使用"地中海饮食评分表"。**我修改了临床研究中使用的量表，希望帮助你判断现在的饮食与地中海饮食之间的差别。**[10]首先请大家看下页表格中的内容。

得分低的人的首要目标是把饮食习惯的综合得分提高至6~7分。如果按照这种饮食方式持续4~8周，你的身体应该会逐渐恢复年轻态。

另外，在使用"地中海饮食评分表"的时候，请大家注意以下两点。

地中海饮食评分表

❶	每天吃满满一捧蔬菜、海藻、菌类食物。	+1
❷	每天吃的水果超过单手可抓的量。	+1
❸	几乎每天都吃全麦面包或意大利面、糙米（每周 5 次以上，每顿约一把）。	+1
❹	每周吃 2~3 次鱼（每顿约 1 个拳头大小）。	+1
❺	经常吃坚果（每周 2~3 次，每顿约为手掌大小）。	+1
❻	主要用橄榄油做饭。	+1
❼	每周牛肉或加工肉的摄取量控制在两个拳头以下。	+1
❽	每周至少吃 1 次豆制品。	+1
❾	每天喝少量酸奶（100 克左右）或者吃一点奶酪（40g 左右）。	+1
❼	每周至少外出就餐或去快餐店 1 次。	−1
⓫	每天吃数次点心或即时食品。	−1
	总计	分

把每项分数加起来后，对最终得分的判断如下：

0~3 分	在你的饮食中，"热量质量"低于平均水平。请从增加蔬菜和鱼类的摄入量开始改善你的饮食。
4~5 分	在你的饮食中，"热量质量"达到平均水平。请多注意增加膳食纤维和优质蛋白质的摄入量。
6~7 分	在你的饮食中，"热量质量"高于平均水平。请不断提高整体分数，向着更高的目标前进。
8~9 分	你目前的饮食习惯已经是一种"热量质量"很高的饮食习惯了。请注意不要因过度追求健康饮食而徒增压力。

①不要认为地中海式饮食是"完美的饮食"。

②不要认为存在"对身体绝对有害的食物"。

第一点，不要认为地中海饮食是完美的饮食方法。虽然有很多数据能够证明这种方法的效果，但在某些细节上仍存在争议。例如，关于地中海饮食法推荐的全麦粉，2017年的一项荟萃分析报告指出"没有证据能够证明它可以降低患心理疾病的风险"，因此人们对其抗衰老效果提出了质疑。[11]

同样，在地中海饮食中，人们认为红酒有使人变年轻的功效，但在近年来的大规模研究中，"酒精对人体健康毫无益处"的见解逐渐成为主流。[12、13] 在这一点上仍然存在争议，当被问到"完美的饮食是什么"时，人们却无法给出答案。**请大家保持轻松的心态，不要为了追求完美的饮食而不断给自身增加压力。**

第二点，不要认定某种食物是百害而无一利的。再重复一遍，世界上不存在绝对有害的食物，**即使是垃圾食品，也不会导致人们吃后马上身体老化。**如果你对这些食品过于恐惧的话，就无法参加工作聚餐或与朋友交往，生活质量可能会下降。

在漫长的人生中，你也可以通过吃炸鸡或快餐更好地享受生活。在整体饮食中，大家可以留出10%的余地用于采用地中海饮食之外的饮食方式。

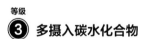

等级

❸ 多摄入碳水化合物

当大家已经习惯地中海饮食之后，再详细地掌握提高热量质量的重点吧。**针对碳水化合物、蛋白质、脂肪这三大营养素，我们将分别分析提高其质量的关键点。**

首先要检查的是碳水化合物。毋庸置疑，碳水化合物对人类来说是重要的能量来源，正如本章节所述，如果你不尽量选择高质量的食材，就会加速人体衰老。虽然需要说明的要点数不胜数，但这里我们只严格地挑选了几个有助于抗衰老的要点。

方法
㉛ 吃热量质量比较高的生蔬菜或深绿色蔬菜

如前所述，最优质的食材是"低碳水化合物蔬菜"。因此，我们需要选择低碳水化合物蔬菜作为碳水化合物的主要来源。

大家在选择热量质量高的蔬菜时，请根据下面的两个标准做粗略的判断：

①可不可以生吃？

②颜色是不是深绿色？

可以直接食用的蔬菜的热量质量比较高，比如卷心菜、生菜和羽衣甘蓝等，而难以生吃的蔬菜每份含有的维生素和矿物质往往比较少，比如土豆、玉米、牛蒡、红薯、南瓜、谷物和豆类等。虽然也有例外，但大家记住"能够生吃的蔬菜热量质量高"基本上就可以了。

同样，**深绿色蔬菜的热量质量往往也比较高，如菠菜、西蓝花、长蒴黄麻、羽衣甘蓝和明日叶等。**根据这个标准，与生菜相比，我们可以判断菠菜是比较好的食材。请大家在挑选蔬菜时，综合地参考上述标准。

方法
㉜ 选择浆果类、柑橘类水果

水果也是摄取碳水化合物的优质来源之一。选择热量质量高的水果的标准大致有两个：

①同等热量中含有的糖分少

②越接近自然状态越好

越是能够满足这两个条件的水果，它们的质量就越高。从这个观点来看，**浆果类（蓝莓、草莓等）和柑橘类（橘子、葡萄柚等）可以说是高质量水果的代表**。两者都含有丰富的维生素和植物化学物质，因此请大家多摄入此类食物。

方法 ㉝ 蔬菜和水果的目标摄入量

下面让我们来了解一下热量质量高的蔬菜和水果的目标摄入量。

①低碳水化合物蔬菜：每天 10 盘的分量

②富含碳水化合物的蔬菜或水果：每天 1~3 盘的分量

大家可以参考下一页，了解一下"1 盘的分量"大概是多少。也许你会觉得 10 盘蔬菜的分量太多了，但如果想要充分发挥蔬菜对健康的益处，你就必须食用这么多。

2017 年哈佛大学和伦敦大学进行了一项荟萃分析，他们收集了来自欧美和亚洲约 200 万人的数据，研究发现"每天摄入的蔬菜量每增加 200 克，总体死亡率就减少 10%。但直到达到每天 10 盘菜（约 800 克）才能获得这个效果"[14]。

换句话说，**每天 10 盘的分量才能使蔬菜的效用达到最大化**。在你习惯之前，可以每天吃 5 盘的分量，然后逐渐增加到每天 10 盘的分量。当然，如果吃得下，你还可以继续增加低碳水化合物蔬菜的摄入量。

1 盘蔬菜和水果的目标分量

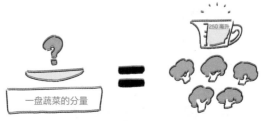

一盘蔬菜的分量

1 盘蔬菜的分量约等于 250 毫升的量杯的量。西蓝花的话，1 盘的分量大概是 5 小朵，芹菜的话，1 盘的分量大概是 5 根。

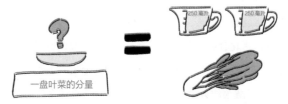

一盘叶菜的分量

因为菠菜、小青菜等叶菜的体积较大，所以生吃时，1 盘的分量相当于 2~3 个 250 毫升的量杯的量。煮后的叶菜体积变小，1 盘的分量相当于量杯一半的量。

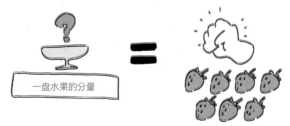

一盘水果的分量

1 盘水果的分量差不多是 1 个拳头的大小，分别相当于 1 个橙子、7 颗草莓、半个柚子、100 克蓝莓等。

方法
㉞ 不要为"要不要生吃蔬菜""怎么做蔬菜"而烦恼

"生吃蔬菜对身体好吗？"我们经常听到这样的疑问。有人认为"烹饪蔬菜会减少其维生素和多酚含量"，也有人认为"蔬菜加热后，会提高营养吸收率"，因此类问题而烦恼的人有很多。

从结论来看，这可以说是一个令人烦恼但没有意义的问题。因为烹饪过程中食材发生的反应很复杂，所以不存在能够充分利用所有营养的吃法。我们可以看看下面的几个例子。

- 番茄中丰富的维生素C在水和热的作用下很容易流失，但番茄红素这种抗氧化物质在加热后反而会增加。[15]
- 遇热时西蓝花中的抗氧化成分硫黄素会被破坏掉，但在加热时也生成了吲哚等抗癌物质。[16]
- 生蔬菜中的膳食纤维更容易使肠道细菌增加。但是，加热过的膳食纤维有利于有益菌和有害菌达到平衡。[17]

类似的例子不胜枚举，几乎到了顾此失彼的地步。当你无法抉择"吃生的还是烹饪后再吃"时，目前最好的方法是保持这两种吃法之间的平衡。如果早上和中午吃了生蔬菜，那么晚饭可以试着吃蒸蔬菜。

方法
㉟ 没有必要执着于有机蔬菜

除了烹饪方法，还存在一个"该不该选有机蔬菜"的问题。不喷洒农药培育而成的蔬菜，往往给人一种对身体有益的印象，但事实并非如此简单。因为仅基于精确的数据，只能说"无法判断有机食物是否真的对身体更好"。

斯坦福大学对 240 份数据进行了详细的荟萃分析，研究发现有机蔬菜和普通蔬菜之间没有明显差异，营养价值和农药残留水平等也只有细微差异。[18] 这份数据来自一项规模最大的有机研究，内容的可靠程度很高。

但另一方面，纽卡斯尔大学等机构对 343 份数据进行了荟萃分析，得出的结论是，有机蔬菜的抗氧化物质含量更高，镉等重金属含量更低。[19] 还有很多其他案例提出了与斯坦福大学不同的见解。

结果不同是理所当然的，因为植物的培育在很大程度上受土壤和气候的影响。如果在含有大量重金属的土地上培育有机蔬菜的话，普通蔬菜的质量反而很可能更好一点。因此在结论上出现分歧也是正常的。

基于以上数据，我认为**大家可以根据自身经济情况做出适当的选择**。总的来说，有机蔬菜的优势并不高，所以不惜让家庭开支陷入困境也要选有机蔬菜很没有必要。说到底还是要根据预算进行选择，如果预算有限，可以选择普通的蔬菜。

方法
㊱ 把超加工食物的摄入量控制在总热量的 10% 以下

最近，在营养学领域，"超加工食品"是一个经常被讨论的主题。它是指对原材料进行过度加工而使其失去原形的食物，其中具有代表性的是在配料表中写有许多难以辨认的配料的**速食食品、零食、能量饮料**。很多人认为这些食物是不健康的，近年来其负面影响变得越来越明显。

例如，法国曾进行一项观察性研究，该研究对约 4.5 万人进行了 7 年的跟踪调查，调查发现，超加工食品的摄入热量每增加 10%，早死风险就增加 14%，如果该类食品摄入热量超过 30%，患癌症的风险就增加 21%。[20] 把"增加 10%"的分量换成具体的食品的话，就是半瓶果糖、葡萄糖或砂糖（其中瓶子的容量为 350 毫升），1 个小甜甜圈或 18 颗糖果的分量。即使不是特别喜欢吃点心的人，也能轻而易举地超过这个水平。

当然，**这是每天都吃超加工食品的情况下的数值，偶尔吃点点心或喝点果汁是没问题的**。但是，超加工食品确实对身体有害，建议大家遵守"把甜食和零食的热量控制在总热量的 10% 以下"的标准。[21]

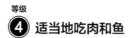

等级 ④ 适当地吃肉和鱼

大家了解完碳水化合物之后，接下来就是蛋白质了。**蛋白质是修复细胞和 DNA 时不可缺少的营养元素，当然也是抗衰老所必需的**。所以请大家尽量选择热量质量高的食材。让我们一起仔细挑选一下优质的蛋白质食材。

方法 ㊲ 选择热量质量高的蛋白质来源

首先是如何挑选食材，热量质量高的蛋白质来源具有以下特征：

① 1 千卡的热量含有大量的蛋白质、维生素和矿物质

② 产生少量的原卟啉原氧化酶

第一点的意思想必不需要过多解释。如果有两种食物，一种是每 100 千卡含有 20 克蛋白质，另一种则含有 10 克蛋白质，那么当然可以判断出前者更好。

第二点中的原卟啉原氧化酶，想必很多人没有听说过。它是一个术语，意思是氧化后的蛋白质，在关节炎和阿尔茨海默病等疾病的发展过

程中起着关键作用。[22] 像铁生锈一样，**蛋白质也会被氧化分解，从而对人体造成不良影响。**

原卟啉原氧化酶产生的原因有很多，例如烧烤时用在恶劣环境中养大的鸡，其肉质容易因压力而氧化，在加工过程中遇高温或储存在易接触到氧气和光照的地方，也会变质。

虽然不可能完全防范这个问题，但是为了不让我们的身体因吃了这些肉而衰老，这是必须铭记的要点。

基于这些观点，我按照顺序对热量质量高的蛋白质来源进行了排名。

热量质量高的蛋白质来源排行榜	
第 1 名	**蛋清：**蛋白质含量高达 90%，不含脂类和铁元素，通常被蛋壳保护，因此是不易氧化的优质食材。
第 2 名	**鸡胸肉（去皮）：**蛋白质含量为 80%。与牛肉、猪肉等相比，鸡胸肉血红素铁和脂质含量较少，所以不易被氧化。但是，存在的问题是，有些鸡肉含有过多抗生素，这是因为这些鸡在生长过程中使用了大量抗生素，如果是过敏体质的话，要注意选择无抗生素的产品。
第 3 名	**鱼类和贝类：**蛋白质的含量在 50%~94% 之间波动，鱼类和贝类中含有的 ω-3 脂肪酸是非常容易被氧化而破坏掉的成分。作为蛋白质来源时，最好选择脂肪含量少的鱼类和贝类，如马面鱼、鳕鱼、旗鱼、鳝鱼、水煮鱼罐头等。但正如后文所述，ω-3 脂肪酸本身就是一种能够抑制体内炎症的优秀成分，所以即使是鲭鱼、鲣鱼等脂肪含量高的鱼，也请大家尽量在它新鲜的时候多吃一点。
第 4 名	**白干酪（又称茅屋奶酪）：**蛋白质含量 60%~80%。因为含有少量的脂质和铁元素，所以不容易被氧化，但在制造过程中被高温杀菌，摆放在超市货架上的时候就有可能已经发生一定程度的氧化。因此尽量选择低温加工的奶酪产品。
第 5 名	**牛肉、猪肉、羊肉：**蛋白质含量为 50%~75%，除了含铁元素，还含有大量促进氧化的肌红蛋白物质。这些肉中的肥肉越多氧化越快，所以请尽量摄取低脂肪的肉。

若作为蛋白质来源的主要食材，我比较推荐上面列举的第 1 名至第 3 名的食物。并不是说牛肉和猪肉都不好，大家偶尔吃一下还是可以的。

方法 (38) 了解蛋白质的最佳摄入量

选择完热量质量高的蛋白质来源后，我们接下来该考虑"每天应该吃多少肉和鱼"的问题了。

先说一下结论，只要大家**每餐有意识地"吃 1.5~2 个拳头大小的优质蛋白质食物"**就可以了。

让我们一起来看看这句话的依据吧。首先来看一下世界各国政府机关公布的指导方针，大部分国家推荐的标准是"每天能够维持人体健康所需的最低蛋白质摄入量为体重（公斤数）×0.8"，日本厚生劳动省也发布了类似的指导方针——体重 60 公斤的人，一天要吃 200 克左右鸡胸肉。

但是，根据最近几年的调查，伦敦大学提出了"传统的蛋白质推荐量有没有可能是错误的"这一异议，该研究团队提出名为"指标氨基酸氧化法"的最新调查方法，重新计算出人体真正所需的蛋白质量。[23]这是因为一直有人怀疑"所需蛋白质量过低时会不会呼出更多氮气"，因此过去使用的"氮平衡法"这一计算方法是不能真实地计算出体内蛋白质含量的。

结果果然和预想的一样，世界各国的推荐指南与人体实际所需的蛋白质含量相比少了 30 %~ 50%。根据新的测量值，每公斤体重应该摄入1.5~2.2 克蛋白质。

当然我们不能只根据一个数据就盲目下结论，近年来有许多相似的数据，比如在 2018 年的一项详细审查了 49 项先行研究，并进行荟萃分析，发现经常活动身体的人的每天最佳蛋白质摄入量为每公斤体重约 1.62 克。[24]也就是说体重为 60 公斤的人，每天最佳蛋白质摄入量应该为约 97 克。

考虑到所有数据，现阶段，我们把最佳蛋白质摄入量设置为"每公斤体重 1.5~2.2 克"比较好。如果大家觉得计算麻烦的话，按照开头所说的"每餐吃 1.5~2 个拳头大小的优质蛋白质食物"来执行也可以。大家完全可以将它作为粗略的标准使用。

方法
㊟ 把富含蛋白质的食材与调味料或香料一起食用

第 101 页提到了原卟啉原氧化酶，防止其生成的另一种方法是将富含蛋白质的食材与调味料或香料一起食用。

在一个实验中，研究人员将各种香料撒在汉堡肉酱上并观察汉堡的变化，发现没有香料的肉从第 8 天开始迅速氧化，而使用香料的肉就算到了第 12 天也几乎仍保持原样。[25]保质期越长，香料的作用就越大。

以下是研究中实际使用的草药和香料列表，当大家在吃鱼和肉的时候，可根据自己的喜好进行选择。[26]

防止原卟啉原氧化酶生成的调味料和香料		
刺玫果	洋葱粉	大蒜
丁香	肉桂	牛至
迷迭香	姜	黑胡椒
罗勒	薄荷类	姜黄

方法

㊵ 吃腌制过的高蛋白质食物

　　和使用调味料、香料一样，腌制也是一种防止原卟啉原氧化酶生成的方法。说到腌制，通常大家会觉得它是用来增强食材风味和软化口感的，但它对抗衰老也非常有效。研究表明，只要把牛肉在腌制液中浸泡一段时间，**晚期糖基化终末产物的含量就会减少 50%**。[27] 晚期糖基化终末产物是糖和氨基酸氧化后产生的物质，非常容易引起体内的炎症，所以晚期糖基化终末产物不断堆积后，会增加患糖尿病的风险，引起骨骼和血管变脆弱等问题。腌制液之所以对晚期糖基化终末产物有效，是因为它能适度分解蛋白质，并使碳水化合物难以氧化。只要是酸性的液体，都可以做成腌制液，如醋、柠檬汁、白葡萄酒醋、番茄汁等。

　　此外，腌制还有一个作用，那就是减少肉类因高温烹制而产生的致癌物质"杂环胺"。在一项实验中，**浸泡过酸性液体的肉中的杂环胺减少了 90% 以上，这也是一个值得大家注意的点**。[28]

方法

㊶ 肉和蔬菜要搭配着吃

　　我们都已经知道，一些蔬菜和水果中含有的色素可以减少原卟啉原氧化酶和致癌物质。大家在吃加热过的肉的同时，尽量多吃些蔬菜和水果。其中最有效的蔬菜和水果如右表所示。[29]

能有效减少原卟啉原氧化酶和致癌物质的蔬菜和水果	
西蓝花和卷心菜等十字花科蔬菜	
菠菜	西芹
蓝莓	葡萄
苹果	猕猴桃
西瓜	樱桃

方法 ㊷ 避免高温烹饪肉类和鱼类

在食用热量质量高的肉类和鱼类时，大家最需要注意的是"高温烹饪"的问题。加热到 60 摄氏度以上时，蛋白质开始氧化，加热至 200 摄氏度以上时，杂环胺和多环芳烃等致癌物质会急剧增加。[30]

从抗衰老的观点来看，烧烤和油炸等烹饪方法是最不提倡的。大家最好每月只吃 2~3 次。

此外，在烹饪肉类时，请记住以下几点：

- 尽量选择脂肪少的肉：肉的油脂中，存在容易产生致癌物质的多环芳烃。请大家尽可能选择瘦肉或在烹饪前尽可能去除肥肉。

- 烧烤前切小块：加热的时间越长，蛋白质氧化越多。大家最好事先把肉切成小块，缩短烹饪时间。

- 真空低温烹饪：肉类最好的烹饪方法是"真空低温烹饪"。因是用慢火加热密封的肉，它的好处是肉不容易氧化，就连鸡胸肉也能很入味。如果大家在网上搜索一下就会发现，花不到 2 万日元①就能买到专用设备。如果嫌麻烦的话，大家可以使用 100~150 摄氏度的火进行加热，并把熟度控制在 3 分熟到 5 分熟之间。值得注意的是，如果加热至全熟的话，杂环胺和多环芳烃的量会增加 3.5 倍。如果把肉烤煳了，请大家用刀刮掉碳化的部分。

方法 ㊸ 尽量少食用加工肉

除了高温烹饪，我们还要注意加工肉问题，包括火腿、香肠、培

---

① 100 日元≈5.1 元人民币（2022 年 12 月 10 日）。——编者注

根、腊肠等经过加工处理的肉制品、合成肉和向肉中注入牛油的食品。

有很多数据表明，加工肉会给人体带来非常不好的影响，国际癌症研究机构根据过去发表的 800 多篇论文发现，"每天食用 50 克加工肉，患结直肠癌的风险就会增加 18%" [31]。一项历时 14 年、观察了 29 682 人的研究也表明，每周吃两顿加工肉的人患心脏病和炎症的风险增加了 7%。[32]"两顿加工肉"的量少得让人惊讶，相当于四片薄片火腿或两根香肠。

不过，根据日本厚生劳动省的调查，日本人每天加工肉的摄取量约为 13 克，所以只要不是特别喜欢吃火腿和香肠的人，维持现状就没有问题。请大家谨记加工肉的高风险。

方法
（44）选择重金属含量低的乳清蛋白

对于食量小的人来说，光吃肉和鱼可能无法满足人体所需的蛋白质量。这时候大家也可以使用市面上销售的乳清蛋白粉。说到蛋白粉，很多人都认为它是用来增肌的，但最近人们也开始关注它的其他优点了。

- **降低食欲**：蛋白质能够有效抑制食欲，乳清蛋白也有同样的效果。在一项把总摄取热量的 25%~30% 转换为蛋白质的实验中，研究人员发现受试者的食欲降低了 60%，最终每天的饮食量平均降低了 450 千卡。[33、34]
- **抑制身体的氧化**：乳清蛋白中含有一种成分，该成分有助于生成抗氧化作用大的谷胱甘肽。一些研究表明，喝乳清蛋白的同时多运动的人，体内的"氧化"明显减少了，抗衰老能力也提高了。[35]
- **改善甘油三酯和低密度脂蛋白胆固醇**：一项实验显示，一名肥胖女性连续 12 周每天服用 27 克乳清蛋白后，体内的甘油三酯和低密度脂蛋白胆固醇含量就明显减少了。[36] 人们认为是蛋白质改善了其体形。

如大家所见，乳清蛋白具有很大的潜力，但需要大家记住的唯一一点是，某些产品可能含有重金属。

重金属是指铅、砷、镉等高密度金属成分，在日常饮食中逐渐积累在人体内。它们都有剧毒，最终会导致难以言明的身体不适、皮肤粗糙、过敏等问题。

乳清蛋白也不例外，可能含有重金属成分。拉夫堡大学曾针对市场上售卖的乳清蛋白进行了检测，发现了很多商品中含有砷、铅、镉和汞等元素。[37] 为了实现抗衰老的目的，这个问题大家不容忽视。

这确实是个难题，但现阶段要想选择重金属含量低的乳清蛋白，大家最好选择通过第三方机构（比如"Clean Label Project"和"Labdoor"）检测的产品。这两个机构都独自进行了重金属调查，并公开了低于标准值的商品。

- MYPROTEIN·IMPACT（浓缩型乳清蛋白）
- Isopure 分离乳清蛋白
- Dymatize ISO-100
- Biochem, 100%（高纯度乳清蛋白）
- Jarrow Formulas（草饲乳清蛋白）

这些商品大家都可以在日本的网店或者 iHerb 这样的海外购物网站买到。请大家尽量选择优质的肉和鱼作为蛋白质来源，同时用乳清蛋白来补足人体每天所需的蛋白质。

等级

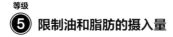

⑤ 限制油和脂肪的摄入量

大家在掌握了碳水化合物和蛋白质的要点后，剩下的当然就是脂肪了。它不仅是人体能量的来源，还是激素和细胞的原材料，是一种重要的营养元素，在抗衰老方面也是不可或缺的元素。下面让我们来看一下重点。

方法

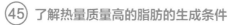

㊺ 了解热量质量高的脂肪的生成条件

第一，"热量质量高的脂肪"的生成条件如下：

①每卡路里热量中含有丰富的抗氧化物质和多酚。

②几乎未被加工过，没有多余的添加剂。

最重要的是第二点，像市场上售卖的大豆油和玉米油等商品，在制作过程中已经对其进行了各种加工，由于高热和化学处理，它们容易发生氧化。这样的商品摆在货架上的时候，很有可能已经氧化了，所以不建议大家经常食用这类商品。

按照这两个标准，下面我给大家推荐一些食材。

含有高热量质量的脂肪的食材		
脂肪含量高的海鲜，如鲭鱼、鲑鱼、沙丁鱼、金枪鱼、鳗鱼、小银鱼等		
放牧牛	鸡蛋	鳄梨
椰子	可可豆	亚麻籽
奇亚籽	坚果类	黑巧克力

这些食材都含有丰富的优质脂肪，是富含抗氧化物、多酚、膳食纤维等的优质食材。其中鱼类和贝类对人体恢复年轻态的效果最为显著，一项以数十万人为研究对象的荟萃分析显示，每周吃 1~2 顿鲑鱼、鲱鱼、青花鱼和沙丁鱼等，可将因脂肪过多而患心脏病的风险降低36%。[38] 所以请大家把这些食材添加到饮食清单中。

方法
㊻ 广泛地食用鱼类和贝类

鱼的脂肪非常好，但也有人质疑："鱼体内含有的污染物质难道没有问题吗？"

毫无疑问，许多鱼类会吸收海洋中的汞、多氯联苯（PCB）和二噁英等有害物质，这些物质可能会损害我们的神经系统和心血管系统。事实上，塔夫茨大学通过研究美国国家环境保护局公布的数据发现，10万人在 70 年内不间断地每周吃两次人工养殖的三文鱼，因癌症死亡的人数增加了 24 人。[39]

虽然这些数据让人不由得讨厌起鱼来，但幸运的是，故事并没有就此结束。因为调查结果也发现，**定期吃鱼使因心脏病死亡人数减少了7 000 人**。吃鱼能有效恢复血管活力几乎是一个公认的事实，因此无视这一优点而放弃吃海鲜是不可取的。一切都是平衡的问题，所以大家不要拘泥于特定种类的鱼，可以通过吃各种各样的海鲜来分散风险。

具体来说，旗鱼、金枪鱼、马面鱼、鲷鱼、鲕鱼、鲉鱼体内的汞含量比其他鱼类高，所以建议大家每周最多吃 1~2 次，每次吃 80 克。当你吃了汞含量高的鱼之后，最好吃 3~5 次其他海鲜来平衡一下。

如果大家不想考虑得那么详细，那么记住"吃了大鱼，然后吃小鱼""吃了红肉，然后吃白肉或贝类、虾、乌贼、章鱼"也行。请大家吃各种各样的海鲜来分散风险。

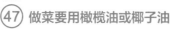

方法
(47) 做菜要用橄榄油或椰子油

做菜时使用的油也是影响抗衰老的重要因素，但从"热量质量"来看，应该仅限于橄榄油或椰子油这两种油。下面让我们简单来看一下两者的优点。

- **橄榄油**：每 100 克中含有约 62 毫克多酚，这个数值在众多食用油中是最高的。因为没有胆固醇，所以**大家不用担心加热后氧化的脂类会老化血管**。[40] 橄榄油是撒丁岛老人的主要用油，也是地中海饮食法所推荐的优质油。
- **椰子油**：含有丰富的维生素 E 和多酚，与橄榄油相比，它的营养成分更不容易因加热而被破坏掉。因不饱和脂肪酸的含量少，它还具有受热不易氧化的优点。不用说，它也是生活在亚马孙河流域的奇曼尼族喜爱的重要脂类来源。

这两种油都是具有强抗氧化性，同时富含多酚等成分的优质油。大家在炒菜或烧烤时，可以根据自身喜好进行选择。

此外，大豆油、玉米油、红花籽油和菜籽油等种子类食用油不利于抗衰老。整个生产过程中对原料进行了高温和有机溶剂处理，导致不饱和脂肪酸被氧化，长期使用这类食用油的话会增加患心脏病的风险。[41]如果大家仍想使用这类种子油，就选择写有"冷压法"或"低温压榨法"等字样的油。

不过，橄榄油和椰子油也有它们的弱点，即两者都存在"烟点低"

的问题。烟点是指油开始冒烟时的温度，两者都无法承受大于 200 摄氏度的高温。简而言之，两者都不耐高温。

因此，如果你真的很想吃油炸食品，请使用动物油，如猪油、牛脂和酥油（一种在南亚特别是印度自古就有的，用于食用的黄油）。因为烟点高，不易变质，所以它们都比较适合高温烹饪。

另外，**如果完全不用加热，只是作为调味汁或酱汁使用的话，建议大家使用亚麻籽油或鱼肝油**。虽然它们容易氧化，不适合用于加热烹饪，但它们含有大量优质的不饱和脂肪酸和维生素。

此外，顺便说一下，虽然有些人提倡直接饮用椰子油或橄榄油，或将其放入咖啡、茶一起饮用等，但目前还没有可信赖的数据证明这样的方法是的对身体有益。不仅如此，由于椰子油含有饱和脂肪酸，所以过多摄入会增加低密度脂蛋白胆固醇。[42]请大家记住油本身只能用于做菜。

方法
(48) 选择货真价实的食用油

橄榄油和椰子油都是很好的食用油，但它们都存在一个很大的问题。那就是，无论哪种油，都存在"消费者很难选出优质商品"的问题。

事实上，橄榄油在不同国家的品质标准不同，即使被世界其他地区认为是"质量低下"的商品，在另一个国家也能冠以"特级初榨"的名号。根据 JAS（日本农林规格）的标准，酸价在 2.0 毫克以下的可以归类为"特级初榨橄榄油"。

另外，如上所述，橄榄油中含有多少多酚是非常重要的，但根据产地和制作方法的不同，多酚的含量也会有很大差异。由于很多厂家不会标明油中多酚的含量，所以消费者即使看了成分表，也无法得知其含量。

　　在这一方面，椰子油的问题更加严重，原本日本就不存在明确的质量标准，所以即使包装袋上写着"特级初榨"，也很难判断它到底是不是低温压榨的油。

　　虽然这是一个难题，但是在选择时大家可以参考诸如"Clean Label Project"和"Consumer Lab"等第三方专业机构提供的信息。在市售产品质量调查方面，两者都是声誉很好的团体组织，它们会定期检查油中多酚的含量和重金属污染的水平等。

优质橄榄油分析表

- 柯克兰（Kirkland）有机特级初榨橄榄油
  [多酚含量：369ppm（浓度单位，指百万分率）]

- 乐家（Colavita）橄榄油（多酚含量：315ppm）

- 阿格利司特级初榨橄榄油（多酚含量：330ppm）

- Dievole coratina 特级初榨橄榄油（多酚含量：434 ppm）

- 华尔多之家（casasde Nualdo）ARBEQUINA（多酚含量：463.5 ppm）

- 胜嘉图（Frantoio）LECCINO 特级初榨橄榄油（多酚含量：437.5 ppm）

这些产品富含辛酸、癸酸等健康成分，没有重金属问题。它们均采用冷压或蒸汽精制而成，安全性高。普通特级初榨橄榄油的多酚含量为 100~250ppm，所以大家可以看到上面提到的所有产品都非常好。因为多酚的含量会根据年限有所增减，所以这个值并不是绝对的，但既然都是老牌厂商，产品的质量应该不会有太大变化。

可供选择的椰子油

- 柯克兰有机椰子油

- 佳思敏（Nature's Way）液态椰子油

- 优缇有机椰子油

- 生命花园（Garden of Life）Dr. Formated Brain Health 100%

- 巴宁（Barlean's）有机初榨椰子油

- Sports Research 有机椰子油

第 **6** 章 CHAPTER

睡眠
——打造不依赖药物的良好睡眠

技法 2 | 多重休息法
美肌·良好睡眠·预防肥胖

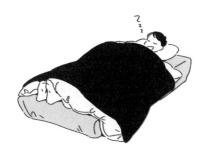

通过高质量的饮食治愈身体之后，接下来我们将学习"让身体得到正确休息的方法"。技法 2 中的"多重休息法"是指从行动、认知、环境、营养等各个方面，使身体得以恢复的休息法。

我们首先要改善的是最重要的"睡眠"，从内部开始治愈身体。

相信没有人会怀疑睡眠的重要性。睡眠不足的第二天，任何人的身心都无法正常运转，也有很多数据说明了睡眠对于抗衰老的重要性。

近几年，美国一家大学医院进行了一项很有名的实验，研究团队为了故意破坏人体皮肤屏障，让 60 名女性暴露在紫外线环境中。72 小时后，研究人员对所有人的皮肤进行了检查，发现睡眠质量差的女性的皮肤恢复力降低了 30%，即使过了三天也没有恢复到原来的状态。[43] 同时，他们发现平时睡眠不足的女性的肥胖率提高了 20 %，由此突显了睡眠对外貌的影响之大。

虽然谁都承认睡眠的重要性，但目前仍有很多人因为睡眠而烦恼。特别是日本，它被称为世界上睡眠不足最严重的国家，根据经济合作与发展组织的调查，每晚睡眠不足 6 小时的人占总人口的 40%。

当然，也有"通勤时间过长""加班太多"等常见的原因，但最大的原因之一是本身就不存在"只要做这个就能睡着"的技巧。

我们都知道睡得香与很多因素有关，比如**适当的营养、卧室的环境、大脑对睡眠的理解**，甚至包括**"你对人生意义的理解"等宏观的因素。**

也就是说，要想达到最佳睡眠状态，必须尽你所能地尝试。**你需要从营养和认知等各个方面进行改善，一点一点地提高睡眠质量的基线。下面让我们根据难易程度来看具体的方法。**

等级 ① 睡眠清单

再强调一次，由于没有只要做了这个就能实现良好睡眠的改善方法，你必须尽己所能地去尝试。那么，你要尝试着做的就是制订"睡眠清单"。

方法 ㊾ 为良好睡眠打好基础

这个列表是基于由美国国家睡眠基金会和 Nutri Science 等机构选出的"良好睡眠不可缺少的要素"，并由我重新进行整理而成的。[44] 从"总是在同一时间睡觉"这样的基础建议，到鲜为人知的"清空大脑"这样的技巧，我总结了 25 个方法，这些方法被很多研究者认为是必须尝试的改善睡眠的方法。

首先，请大家快速阅读一下下方的检查表，确认自己对睡眠基础的理解程度。我认为其中可能有大家没听说过的技巧，关于这些我会在后面详述。

然后，在了解了自己的睡眠质量后，我将针对检查表的各个项目，讲一下具体的实践方法。

但是，请大家谅解，我并没有具体提到一些常识性方法，比如"睡觉前不要喝咖啡""卧室环境尽可能地暗""白天多运动，使身体疲劳"等，但在参考文献中会简单地介绍一些实证数据。

了解良好睡眠基础知识的睡眠检查表	
良好睡眠环境检查表	
卧室温度设置为 18~19 摄氏度（见第 119 页）	+1
卧室里放时钟（见第 119 页）	−1
当太阳下山后，房间内的光照降到约 10Lux（相当于电影放映前室内的亮度）[45]	+1
卧室内装有遮光窗帘等，能完全阻挡光线进入[46]	+1
睡前使用智能手机等发光设备[47]	−1
睡前充分地通风换气（见第 120 页）	+1
睡前 3 小时开始戴橙色太阳镜（见第 121 页）	+1
睡眠时使用眼罩和耳塞[48]	+1
总计	分

良好睡眠行为检查表	
白天至少晒 10 分钟太阳[49]	+1
前一天晚上睡不着的情况下，第二天午睡 5~30 分钟[50]	+1
睡觉前 2~3 小时吃完一天中的最后一餐[51]	+1
晚餐吃足量的蛋白质（见 123 页）	+1
每天摄入 40 克以上的膳食纤维（见第 124 页）	+1
睡前饮酒[52]	−1
下午 3 点后仍喝咖啡[53]	−1
睡觉前 1~2 小时用 40~43 摄氏度的水洗澡（见第 122 页）	+1
每天在入睡前 3 小时，至少做 30 分钟的伸展操或散步等轻度运动[54]	+1
总计	分

良好睡眠的认知检查表	
总是按时起床[55]	+1
总是按时睡觉	+1
每天进行一次 15 分钟以上的冥想（见第 127 页）	+1
入睡前一定要做一些常规动作，如伸展操、冥想等[56]	+1
在床上看书或玩游戏，或其他除睡觉外的事情[57]	−1
睡前 30 分钟到 1 小时清空大脑（见第 128 页）	+1
写睡眠日记（见第 130 页）	+1
定期思考"人生的意义"（见第 131 页）	+1
总计	分

把各项的分数加起来。针对最终分数，做出以下判断：

0~5 分	睡眠质量低于平均水平。挑选 2~3 个你能够马上执行的项目，并将它们一点一点地融入你的生活。
6~10 分	睡眠质量一般。从"行为""环境""认知"这三个方面，优先选择你生活中特别欠缺的方面进行改善，然后去执行。
11~15 分	睡眠质量高于平均水平。请从清单中选出你最不擅长的一项并执行。
16~20 分	睡眠质量很好。如果更进一步提高睡眠质量的话，建议你增加"人生的意义"和"冥想"等认知领域的活动。

等级

❷ 营造良好的睡眠环境

改善睡眠的最简单方法是改变环境。**它的魅力在于，小小的变化能大大地改善我们的睡眠质量，比如用耳塞挡住卧室的噪声，用眼罩挡住外部的光线，睡前通风换气等。**下面让我们来看看实践的要点吧。

方法

(50) 把卧室的温度控制在 18~19 摄氏度

通常，人们的体温从就寝开始下降，并持续到凌晨 5 点左右。因为体内的热量被释放，所以身体的活动速度会变慢，人就会产生睡意。

但是，**如果卧室温度过高，人们就不能很好地调节体内温度，导致睡眠紊乱。**关于卧室温度和睡眠质量的关系，哈佛大学和剑桥大学已经做过多次调查，即使在一项以 76.5 万人为对象的大型调查中，也得出同样的结论，即**"卧室温度保持在 18.3 摄氏度是一种最理想的状态"**[58]。

可能有人会认为"我怕冷，18 摄氏度的话就睡不着了"，但怕冷和身体温度是两回事。**怕冷归根到底是一种血液不能充分扩散到身体表面的状态，怕冷的人如果不降低深部体温（相较于表层温度而言）也无法入睡。**请大家务必保持卧室凉爽。

方法

(51) 不要把时钟放在卧室里

躺在床上怎么也睡不着的人，可以把卧室内的时钟全部拿出去。挂钟自不必说，像手表那样能显示时间的表也要拿出去。

理由很简单，**入睡困难的人，在睡不着的状态下去看时钟的时候，**

往往产生"都这个点儿了还睡不着……"等不必要的不安。而且，对于现代人来说，时钟往往象征着起床，所以半夜看时间的话，大部分人的清醒程度都会提高。[59]

为了减少夜间无谓的不安，请大家拿走放在卧室里的时钟。

方法
52　睡前要进行充分的通风换气

请大家不要忽视，二氧化碳也是一个干扰睡眠的因素。

一个众所周知的事实是，卧室的通风换气能够极大地影响睡眠质量，在丹麦技术大学进行的一项测试中，研究发现在不通风的房间里生活一周的受试者，**第二天的心情都很低落，白天也更容易犯困**。相比之下，在通风换气的房间里生活的受试者，其专注力提高了，逻辑思考能力的测试成绩也提高了。[60]毫无疑问，室内二氧化碳的含量会大大地影响睡眠质量。

我在卧室内放置了一台二氧化碳监测器，目的是用它来控制二氧化碳浓度，使其保持在 1 000ppm 以内，即使不像我这样做，大家也可以**在睡觉前打开窗户通风换气 5~10 分钟**。[61]这样就能切实提高睡眠质量。

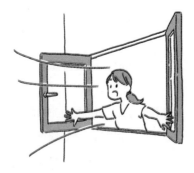

方法 ⑤③ 使用橙色眼镜

夜深后，把卧室的灯光调暗到10Lux以下是最基本的做法。如果没办法降低卧室亮度，那么可以使用带有调光功能的照明灯，或者用间接照明来调整卧室的亮度。

此外，我推荐大家使用橙色太阳镜。**这种装有橙色镜片的太阳镜原本是滑雪时佩戴的，但也能阻挡电子设备和荧光灯发出的蓝光，因此具有防止大脑一直觉醒的作用。**

蓝光的问题想必大家都有所了解。它被认为是降低睡眠质量的最大原因，如果我们夜间持续暴露在这种光线下，睡眠激素的分泌就会减少。[62、63]

近几年来，人们不断地研究橙色太阳镜，并取得了进展。在一项测试中，人们发现戴1周橙色太阳镜后，受试者的入睡时间提前了7分钟，睡眠质量和第二天早上的专注力也有所改善。[64]另一项研究也表明，如果人们在睡前3小时左右佩戴橙色太阳镜，就能改善睡眠质量。[65]

花2 000~3 000日元就能买到橙色太阳镜，这虽然是一种很便宜的东西，但是能让我们获得很好的睡眠效果。刚开始时，大家可以先买一些便宜的牌子。

营造良好睡眠环境的其他措施

方法 ⑤④ 使用厚毯子

为了追求更高的睡眠质量，下面介绍了几种改善措施。

与橙色眼镜一样，近年来"厚毯子"被人们认为是一种新的睡眠小工具。顾名思义，它是一种比平常的毯子更重的毯子，**建议体重45~70公斤的人使用重量为7公斤左右的毯子**。通常超过2公斤的毯子就已经很重了。

可能有些人觉得使用这样的毯子会做噩梦，但是近年来能够证明“重毯子能提高睡眠质量”的数据正在快速增加。有些报告称，盖重毯子睡觉有很多好处，具体包括**改善起床时的困意，缓解睡眠呼吸暂停综合征的病情**[66]，**降低睡眠时的不安感**[67]，**缩短入睡时间，减少夜间醒来次数等**[68]。因此作为一种促进良好睡眠的小工具，大家很有必要尝试一下。

厚重的毯子能提高睡眠质量的理由很简单，因为“**增加被包裹的感觉**”可以增强人们的安全感。从这个意义上来说，越是经不起焦虑和压力的人，越能够从厚重的毛毯中获得好处。大家在网上搜索可知，不到1万日元就能买到这种毯子，因压力过大等而无法入睡的人可以尝试一下。

等级 ③ 养成良好的睡眠习惯

改善完睡眠环境后，接下来需要改善的就是“行为”了。虽然它比改善睡眠环境更费力气，但着手做的话，就能取得巨大成效。下面给大家介绍几种兼顾了实践难易度和有效性的技巧。

方法 (55) 控制入浴的温度、设置入睡时间段

通过睡前泡澡或淋浴来提高体温，进而改善睡眠，这是提高睡眠质量的最基本的建议。只要身体暖和了，睡觉时体内温度就会下降，然后

人就容易入睡，这和第 119 页方法 50 中提到的原理是一样的。

2019 年，得克萨斯大学的一个团队进行了一项荟萃分析，目的是调查能够使这个建议的效果最大化的方法。[69] 他们基于 17 项先行研究，调查内容包括"能够提高睡眠质量的最佳洗澡方式"，并在整理所有数据后发现，"最佳的洗澡方式是在睡前的 1.5~2 小时之间，用 40~43 摄氏度的水泡澡，或者淋浴 5~10 分钟"。报告称，如果遵循这个准则的话，就能够平均减少 10 分钟的入睡时间，因此难以入睡的人可以尝试一下这种方法。

但是另一方面，大家还需注意的是，由于从体温升高到体温下降平均需要花 90 分钟的时间，所以睡前泡澡或淋浴也会对睡眠产生不良影响。

方法
(56) 摄取蛋白质，以促进良好睡眠

为了提高睡眠质量，睡前摄取适量的蛋白质也很重要。[70] 蛋白质里含有形成睡眠激素的物质，如果体内蛋白质不足的话，你到了晚上也很难产生睡意。

在这里我参考了新加坡国立大学等进行的一项荟萃分析。[71] 该研究团队对 15 项观察性研究和 4 项随机对照试验进行了详细的调查，调查的内容是夜间睡眠质量好的人和夜间睡眠质量差的人之间的差异，并从中提取了两个要点：

- 越是睡眠质量好的人，蛋白质摄入量越多，其睡眠时间比蛋白质摄入量少的人长了约 12%。
- 摄取总热量的 25%~30% 的蛋白质，有助于改善睡眠。

具体计算一下，每天的维持热量（见第 60 页）为 2 000 千卡的人，要想提高睡眠质量，需要摄取 500~600 千卡的蛋白质。换算成克的话，每天是 125~150 克，如果我们不有意识地多摄取蛋白质的话，就达不到这个水平（去皮鸡胸肉大约 600 克）。不习惯吃高蛋白

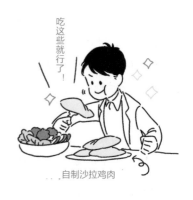

吃这些就行了！

自制沙拉鸡肉

食物的人，可以从每公斤体重摄入 1.2~1.4 克蛋白质开始实践，并观察睡眠质量是否有所改善。

方法
（57）通过食用膳食纤维打造良好睡眠

膳食纤维对身体有益是常识，但意外的是，很少有人知道膳食纤维也有改善睡眠的效果。在 2016 年的一项实验中，研究团队为受试者准备了 4 天左右的食物，发现摄取大量膳食纤维的那组，睡眠质量提高了，他们第二天的疲劳感也大幅降低。相比之下，吃面包和动物性脂肪较多的受试者，睡眠变浅了，夜间变得更容易醒来。[72] 换句话说，吃点心或肥肉多的牛排会妨碍你的睡眠，吃蔬菜和水果则会提高你的睡眠质量。

膳食纤维有助于睡眠的原因大致有两个。第一个是可以减少血糖值波动。当你吃面包或点心时，你的身体会对糖类产生反应，并分泌胰岛素，胰岛素会让你的身体进入清醒状态。但是，如果你在这个时候摄取大量的膳食纤维，就不会突然分泌那么多胰岛素，之后身体也不会平白无故地"醒来"。

第二个是膳食纤维可以改善肠道环境，进而改善睡眠。[73] 如果要简要说明一下它的运行机制，那就是你摄取的膳食纤维会在肠道内成为细菌的食物，然后转化成被称为丁酸的脂肪酸。丁酸是保护肠壁的屏障，体内的丁酸越多，**你的肠道对细菌和过敏原的抵抗力就越强。因此，你的身体就能安心地休息。**[74] 这就好比越是防御工事完备的战场，士兵就越能安心休息。

只要你遵守第 5 章介绍的"热量质量"的需求，就能满足一天所需的膳食纤维的量，但从增加丁酸的观点出发，我建议在你的食谱中增加下表中的食材。

在肠道内更易增加丁酸，并含有膳食纤维的食材			
大蒜	洋葱	胡萝卜	菜蓟
芦笋	土豆	青香蕉	苹果
杏	豆类（煮熟后冷藏）		燕麦麸皮

含有膳食纤维的营养补充剂		
菊粉	低聚果糖	抗性淀粉
果胶	阿拉伯木聚糖	瓜尔豆胶

[75、76]

此外，出于某些原因，我们无法吃到足够多的蔬菜和水果时，可以使用膳食纤维补充剂。大家可以在网上买到各种各样的膳食纤维补充剂。在食用补充剂时，大家可以先每次吃 3 克，在确认不会出现腹泻、胀气等副作用后，再逐渐增加用量。

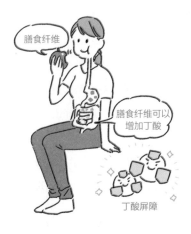

膳食纤维

膳食纤维可以增加丁酸

丁酸屏障

等级
④ 改变睡眠认知

为了改善睡眠，我们最后要改变的是"认知"（看待事物的方式、思考方式）。这是深入挖掘"你是如何看待睡眠的"或"你对睡眠有什么不安和想法"，并在大脑的解释和认知层面研究睡眠的阶段。

与"环境"和"行动"相比，人们可能难以理解睡眠认知。"按时睡觉""床只用于睡觉"这类建议之所以有效，**是因为它们可以告诉你的大脑"这个时候必须睡觉""床是用来睡觉的工具"**。但如果你总是在不同的时间点上床睡觉，或者在床上学习、玩游戏等，你的大脑就会感到恐慌——"我不知道何时何地睡觉才好"，即使你非常想睡觉，全身也仍处于清醒状态。

关于这个问题，人们已经进行了30多年的临床试验，**有报告称，睡眠困难的人在改善认知后，睡眠效果与服用普通安眠药的效果没有什么区别**。[77]报告还称，这种方法没有任何副作用，一旦你的认知发生了改变，它的效果就会半永久地持续下去，所以我认为这种改善睡眠的方法值得大家去尝试。

方法
㊸ 通过身体扫描冥想提高放松效果

身体扫描法是一种将注意力集中在身体各个部位的冥想法。研究表明，它有利于缓解不安和压力，重度吸烟者通过冥想扫描身体 10 分钟，能够显著提高戒烟成功率[78]，健康人的血压和心率也会大幅下降[79]。

因工作中产生的不安和压力而睡不着的人，可以利用睡前几分钟尝试一下这种方法。亲自试过之后你才知道，身体扫描冥想的放松效果非常好，也有不少人在实践过程中就睡着了。

具体操作如下：

①躺在床上，闭上眼睛，首先将意识集中在自己身体的重量上，然后把注意力集中在床和后背紧贴的地方，体会那种感觉。

②深吸气，意识到呼吸的感觉，一边深吐气一边注意身体放松的感觉。

③把意识转向双脚，注意床和脚贴在一起的地方（重量、压迫感、体温等）。

④将意识转向背部，意识到床和背部紧贴的地方。

⑤将意识转向腹部，看看有什么感觉。如果感到紧张，就深呼吸，使僵硬的部分得以放松。

⑥同样，将意识转向双手、手臂、脖子、下巴、整张脸，检查身体各个部分有什么感觉。如果感到紧张，就深呼吸，使僵硬的部分得以放松。

⑦最后，一边把意识集中到全身一边深呼吸，平静下来后睁开眼睛（就这样睡着也没有问题）。

以上就是身体扫描冥想的基本内容。大家可以根据自身喜好决定将意识集中到身体各部位的时间，但在养成习惯之前，请先在特定部位停留 10 秒左右，然后逐渐延长时间。

如果你已经养成习惯了，不仅要延长时间，还要继续细化意识所"到达"的部分。比如不仅要意识到整张脸，还要将其细分为鼻子、右眼、左眼、嘴唇，也就是说将肉体一点点地"分开"来看。

如果你无法体会"将意识集中在身体某个部位"的感觉，**建议把自己想象成科学家**。"现在肚子右下方有点僵硬……""右下巴和耳朵附近比其他地方稍微暖和一点……""深呼吸之后紧张感就会消失"，像这样保持像科学家一样的客观态度，仔细观察身体的状态。在尝试的过程中，如果你能对身体的变化产生兴趣，就再好不过了。

在训练过程中，"明天的计划""过去的痛苦回忆"等各种各样的想法可能会浮现在你的大脑里，这是非常正常的，所以不必在意。**如果脑海中浮现杂念，请你反复且平静地重新将意识集中到身体各个部位。**

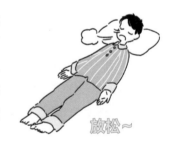

放松～

多项实验表明，持续训练 2~4 周，你就会感到身体放松，只要躺在床上就能快速进入深度睡眠。实践的目标是每天练习 20~45 分钟（还没习惯的时候，先每天练习 3~10 分钟），每周练习 3~6 次。

方法
59 大脑清空法

睡前，"应该做的工作"突然在脑海中闪过，导致无法入睡，你是否有过这样的经历？"明天就要截止的文件还没做完""今天的指标没完成"等，如果你总是像这样担心任务没有完成，那么你永远都是清醒的。为了解决这些问题，贝勒大学的研究团队在 2018 年进行了一项实验。[80] 他们让受试者在实验室里住一周，并把他们分成两组。

①睡前 5 分钟在一张纸上写下"明天必须做的事情"。
②睡前 5 分钟在纸上写下"今天或前一天已经完成的事情"。

在此基础上，通过脑电波查看他们的睡眠质量，结果是，睡前写下明天必须做的事情的小组更占优势。与写下"今天处理了其他部门的咨询，完成了会议资料"的人相比，写下"明天要做企划书，完成精算"的人睡意更强，**入睡时间平均快了 9 分钟**。

虽然 9 分钟的结果看起来并不算什么，但这个数字和服用安眠药达到的效果差不多。睡前 5 分钟想的事情竟然能带来如此大的差异，真是让人吃惊。

像这样，把"有点在意的事情"和"未来需要解决的事情"写在纸上的方法被称为"大脑清空法"，就是清空大脑里的东西的意思，它的重点是将堆积在头脑里的担心的事情全部吐露出来。把未完成的任务写下来，可以将担心和不安赶出体外，产生一种放下包袱的感觉。大脑的兴奋度降下来之后，你就会比平时睡得更安心。

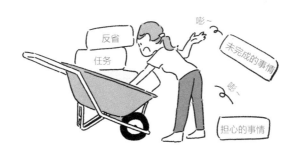

上床 10 分钟内无法入睡的人，可以在睡前 30 分钟~1 小时尝试一下大脑清空法。然后，你的入睡时间应该会比平时早点。

方法
⑥ 写睡眠日记

在相关的认知类技巧中，效果最好的就是写睡眠日记。这是一种将每天的就寝时间和起床时间记录下来的方法，长期以来一直被应用于认知行为疗法（通过刺激认知来放松心情的精神疗法）领域，是一种历史悠久的方法。有很多数据能够证明它的效果，所以有睡眠烦恼的人可以

睡眠日记							
	周一	周二	周三	周四	周五	周六	周日
☀️早上起床后的记录							
就寝时间							
起床时间							
总睡眠时长							
夜间醒来的次数							
🌙睡前的记录							
喝了几次含有咖啡因的饮料							
最后摄取咖啡因的时间							
最后做运动的时间							
入睡前 1 小时做的事情							
今天的心情（0 分=最差，10 分=最好）							

尝试一下。[81]

睡眠日记就是使用如前一页的一张纸，在早晨和傍晚分别记录就寝时间、起床时间和咖啡因摄取量。填写一次用不了 2 分钟。

虽然写睡眠日记并不会马上见效，**但大约积累 2 周数据后，你的睡眠质量就会发生变化。**

"睡前 1 小时稍微看一下手机，就会增加夜里醒来的次数""只做了 10 分钟运动，睡眠时间就延长了"，这是因为大脑记住了这样的事实，然后自动地采取相应的措施。

在这一点上，"睡眠日记"就像是一个家庭账本。自己每天是如何花钱的？有没有在不知不觉中浪费了很多钱？如果掌握不了这些信息，我们就永远存不了钱。

同样，如果你能判断出每天在睡眠方面有多少负债，你的大脑就能安心地考虑还款计划了。这种安心感会改变你的认知，消除睡觉时的不安和压力。

方法

(61) 思考"人生的意义"

没有人觉得思考"人生的意义"能够提高睡眠质量吧？但应该有人觉得思考"我想在这一生中取得什么成就""自己为什么而活"这样的哲学问题和睡眠质量没有任何关系。

实际上并非如此。最新的研究表明，**思考"人生的意义"在很大程度上影响着我们的睡眠。**

最具代表性的是美国西北大学进行的一项调查，该研究团队使用 MARS 和 MAP 这样的大规模数据集，对平均年龄为 79 岁的老人的"睡眠质量"和"人生目的"进行了调查，并且分析了两项数据之间的关联性。[82]

这个研究团队通过询问受试者"想想自己过去做过的事和未来想做的事，心情会变好吗""对于那些漫无目的地生活的人，你有什么不同的想法"等问题，判断他们的人生目的，调查他们是否心怀某个目标、是否能感受到人生的意义。

在汇总了所有数据后，他们发现，睡眠和人生目的之间果然有着很大的关系。**越是觉得人生有意义的人，睡眠质量越高，患睡眠呼吸暂停综合征的风险也越低。**

之所以会出现这样的差异，是因为大多数人生目标明确的人都拥有良好的生活方式，其睡眠质量也得到了改善。密歇根大学公共卫生学院曾对约 7 000 人进行了为期 5 年的调查，结果显示，在日常生活中能感受到人生意义的一组，与感受不到人生意义的那组相比，**早死率竟然低了 200%。**[83]

由于是观察性研究，因此我们无法确定两者之间明确的因果关系，但"人生的意义"很有可能会让我们产生积极的精神状态，进而改善睡眠。为了获得真正的良好睡眠，请大家定期思考一下能给自己的人生带来干劲的目标是什么（建议周末时花 20~30 分钟思考）。

但是，突然对大家说思考人生意义，可能会让很多人感到困扰。在这种情况下，大家可以先深究一下"**对自己来说，良好睡眠意味着什么**"这个问题。然后，试着思考以下这些问题：

- 为什么我想多睡一会儿？为什么我想避免睡眠不足引起的身体不适？为什么我不想让心情变得更糟？
- 在睡眠充足、头脑完全清醒的时候，我会采取什么样的行动呢？

我想要达成什么目标呢?

· 我认为什么样的睡眠才能让我表现出最佳状态?

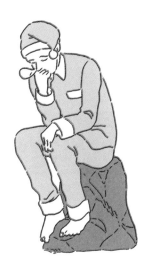

针对这些问题,答案各不相同,有的人可能会回答"想睡觉是因为我想为孩子做到最好",有的人可能会觉得"一直保持最佳的身体状态"本身就是人生的意义。

不存在绝对的正确答案,请大家试着寻找对自己来说最合适的答案吧。大家在反复思考的过程中,睡眠质量应该会逐渐提高。

CHAPTER

第⑦章

美肌

——世界最高权威机构也认可的简单而有效的护肤方法

技法3 │ 遵循世界标准级护肤方法

了解完睡眠之后，接下来就是皮肤——用正确的护肤方法，从外部修复身体。

毋庸置疑，皮肤是人类最大的器官，它无时无刻不保护着我们免受化学物质、微生物、紫外线等的侵害。

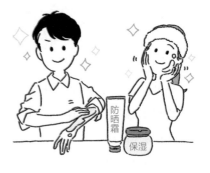

正因为如此，它每天遭受的损伤也很大，如果放任不管，就会恶化。因此我们必须在问题恶化前采取措施。

话虽如此，但从现代的皮肤科学来看，为了护肤，我们应该做的事情并不多，这一点请大家放心。在美容界，各种各样的新成分和新方法每天层出不穷。但真正有效的护肤方法是什么？关于这个问题，美国皮肤科学会和欧洲皮肤病研究学会等一流机构的意见几乎是一致的。也就是说，在皮肤护理方面，已经确立了堪称"世界标准"的方法。

例如，著名医学杂志《临床研究杂志》的一名编辑根据一些先行研究和专家访谈，有了以下说法：

"最后的结论是这样的，不要被美容院迷惑，去使用防晒霜、保湿剂、类视黄醇（维生素Ａ的衍生物）。大家不要因为它含有天然成分就认为它是有效的，也不要觉得民间疗法不会伤害皮肤，更不要被化妆品公司的华丽宣传或高价位的商品诱惑。其实方法很简单。"[84]

白天要防止紫外线照射，洗完澡后要防止皮肤干燥，使用类视黄醇促进皮肤新陈代谢。根据可靠数据显示，护肤中真正有价值的操作"只有这3项"。也就是说，大家不要执着于除此之外的高级化妆品和新的美容成分。

听到这种说法，可能有些人会觉得比较极端，但是其他专业机构给出的大概意见也是如此，因此可以将它视为世界标准护肤方法。虽然在细节上仍存有异议，但防晒霜、保湿剂、类视黄醇才是护肤的三大项。

在这里，我们将根据世界标准级的三大项护肤技巧，了解包括清洁在内的4种最佳实践方法。"洗脸应该洗到什么程度？"关于这个问题，专家们也有不同的意见，不过，因为女性需要卸妆，所以大家必须了解一下清洁的知识。

从这4个方面开始，只要大家掌握了最好的护肤知识，护肤的常规流程就会变得非常简单。

- 早上：按照"清洁—保湿—防晒霜"的顺序进行护理
- 夜晚：按照"清洁—保湿"的顺序进行护理

之后再偶尔使用类视黄醇，就可以做到万无一失。至于"那个新的化妆水怎么样"或"最新的美白霜有什么效果"等，大家没必要再为这样的事情烦恼。下面让我们一起看看实践方法吧。

① 成为保湿达人

关于保湿的重要性，想必不用再强调了。这是一个任何美容信息都会涉及的主题，而且现在化妆品公司也会定期发布新的保湿成分，争相宣传其效果。

但实际上，正确的保湿并不需要使用新的成分。

方法
㉒ 在保湿方面，"凡士林"是基本中的基本

关于保湿，皮肤科学界已经达成了共识，首先从大的结论来说，可以用下面的一句话来概括。

• **如果不想考虑麻烦的事情，就选择凡士林。**

洗完澡后 5 分钟内用少量凡士林（大约 1 粒大豆的量）涂满面部，这对大多数人来说都很简单。

仔细想想，这是理所当然的，保湿剂之所以能改善皮肤状态，**是因为油脂锁住了从表面渗出的水分，皮肤变干的速度变慢了。**[85]可以说，大多数护肤品具有的优点大部分要归功于保湿剂。

总之，只要具有减缓皮肤变干速度的功能，就可以用它来做保湿成分。虽然大家也可以选择蜂蜡、乳木果油等自己喜欢的东西，但凡士林的魅力在于价格便宜，而且不易引起过敏反应，不含香料和防腐剂。虽不能说香料和防腐剂不好，但有些人的皮肤不适合使用这些，还是使用

凡士林比较好，可以避免不必要的烦恼。

凡士林产品大家在网上或药店都能买到，它们是不含其他成分的最佳产品。当你不知道如何选择保湿剂的时候，可以优先尝试它们中的任意一个。

方法 ⑥③ 根据肤质更换保湿剂

不过，凡士林绝对不是万能的。例如，如果是痘痘肤质，使用后可能会堵塞毛孔，增加痤疮丙酸杆菌；如果是干性肤质，只会让皮肤更缺水，而且会堵塞毛孔；如果是油性皮肤，可能会让你的皮肤变得更油腻。如果出现上述情况，你就需要**根据肤质更换保湿剂**了。

为了选出对你来说最合适的产品，我们先来了解一下保湿剂的基本性质吧。保湿剂主要通过三种功能来保护肌肤。

①**补水**：为上皮细胞补充水分，具有使肌肤水嫩的功能。就像把一块含水的海绵放在皮肤上一样。

②**密封**：完全覆盖在皮肤上，具有减缓皮肤水分蒸发的功能。凡士林是其中一个具有代表性的成分。

③**软化**：软化僵硬的皮肤，缓解干燥，改善皮肤的屏障功能。它的作用就像食品添加剂中的乳化剂一样。

虽说都是保湿剂，但它们具有各种各样的功能，如果大家能够根据肤质选用的话，护肤效果会更好。我将会在下文总结一下各种功能的代表成分。这些产品的安全性都已得到美国皮肤科学会等机构的认可，大家可以放心使用。

基于上文，让我们了解一下如何根据肤质选出最适合的保湿产品。

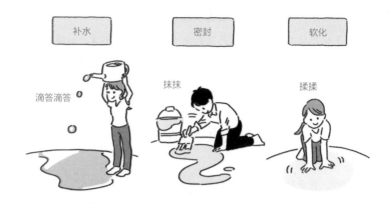

补水　　　　密封　　　　软化

滴答滴答　　　　　　抹抹　　　　　　揉揉

•干性皮肤

干性皮肤的人，容易有皮肤皲裂、红色湿疹、脱皮等问题。因为天生皮脂少，所以干性皮肤的人要重视软化功能。例如，神经酰胺和植物油具有使皲裂的皮肤恢复光滑状态的作用。先用软化类的成分使肌肤平滑，然后用具有密封效果的保湿产品将毛孔密封起来，并锁住水分。顺便说一下，皮肤的干燥程度会随着年龄的增长而加深，所以年龄越大的人，越要重视软化和密封功能。

•油性皮肤

油性皮肤的人本来皮脂就多，使用保湿剂更容易使皮肤变油。如果使用质地厚重、密封性强的成分，皮肤上就会长粉刺和痘痘，**因此请选择清爽又补水的成分**（类肝素、透明质酸或者和玫瑰果、葡萄籽一样富含亚油酸的油等）。另外，干性和油性参半的混合皮肤的人，请只在干燥的区域使用具有软化和密封功能的成分。

•敏感性皮肤

敏感肌是一种角质层的屏障功能变弱，导致刺激性物质容易进入皮肤的状态。气温和湿度的变化会使皮肤出现异常，使用护肤品会引起皮肤瘙痒的人很有可能是敏感性皮肤。

这种情况下我们首先要做的是保护皮肤的屏障，**可以使用神经酰胺和烟酰胺等低刺激成分**。当然，请大家尽量选择不含香料和防腐剂的护肤产品。

• **脱水性皮肤**

脱水性皮肤是一种由于皮肤水分少，皱纹加深，给人一种疲惫感的皮肤状态。它并不像干性皮肤那样因为皮脂薄而变干，而是简单地水分从皮肤中流失，所以油性皮肤的人也有可能出现这种情况。

皮肤容易脱水的人，首先使用具有补水功能的产品，然后利用具有密封功能的成分锁住水分。

保湿剂中的推荐成分表（按功能划分）	
补水系列	类肝素、甘油、尿素、 透明质酸、透明质酸钠、 α–羟基酸（乙醇酸、乳酸等）、 氨基酸（甘氨酸、精氨酸、脯氨酸等）、 丙烯、丁烯、戊二醇、 蛋白质水解物（水解胶原蛋白等）、 山梨糖醇
密封系列	凡士林、蜂蜡、乳木果油、可可脂、二甲基聚硅氧烷、羊毛脂、微晶蜡、矿物油、石蜡、植物蜡（小烛树蜡、巴西棕榈蜡等）
软化系列	神经酰胺、辛酸/甘油癸酸酯、 胆固醇、 脂肪醇（如鲸蜡硬脂醇） 脂肪酸酯（异硬脂醇棕榈酸酯、鲸蜡醇蓖麻醇酸酯等） 氢化聚癸烯 植物油（椰子油、荷荷巴油、鳄梨油等）

※ 各成分不仅有特定的作用，而且具有"密封"和"软化"功能的情况。只是作为粗略的区分让大家参照一下。

推荐的保湿产品品牌

针对那些不适合使用方法 62 中介绍的凡士林的人，我还挑选了其他优秀的保湿产品。如果大家在使用凡士林后产生了皮肤问题，可以试试含有下面成分的产品。

同时含有神经酰胺和烟酰胺的保湿产品，适合干性皮肤，因为它可以适当地软化干皮。

同时含有神经酰胺和燕麦的保湿产品，也适合干性皮肤。

有些日本品牌的保湿乳液，补水效果好且含有类肝素，价格也便宜，适合脱水性皮肤。

使用了富含亚麻酸的玫瑰果油，适合油性和容易长痘痘的皮肤。

如果是敏感性肌肤，可选择使用无香型保湿霜。

想要检查皮肤的脱水状态，可以捏住脸上的皮肤 2~3 秒，然后松开手指。如果皮肤马上恢复原状就说明皮肤没有脱水，但如果过了一会儿才恢复的话就有可能脱水了。

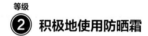

等级 ❷ 积极地使用防晒霜

此时让我们把话题转移至防晒霜吧。

紫外线对皮肤的伤害非常大，以至于防晒霜在各种媒体上都被视为美容的支柱。这种观点没有错，美国皮肤科学会也断言"**防晒霜对护肤来说是最重要的东西**"，甚至指出 80% 的皮肤老化可能是因为人们没有采取防止紫外线措施。

但是，使用防晒霜的方法比你想象的要困难得多，如果使用不当的话，效果往往会大打折扣。为了防止紫外线的照射，在使用防晒霜时，我们必须掌握很多要点，如正确的涂抹方法、使用的时机、成分的选择等。如果抓不住这些点的话，就白白浪费了我们在护肤上花费的时间、精力和金钱。下面我介绍几个世界标准级的防晒霜使用方法。

首先，让我们了解一下选出适合你皮肤的防晒霜的方法。在日本，人们使用的防晒霜成分虽然安全性很高，但也有人会出现过敏症状和皮肤粗糙问题。

作为前提，首先大家要掌握防晒霜的基本成分。防晒霜成分分为非有机和有机两种类型。

非有机系列：含有氧化锌和氧化钛的。不易出现过敏反应和皮肤粗糙的问题，而且因在阳光下不易劣化，所以防晒效果也能持续很久。缺点是会在皮肤上留下白色的痕迹，所以很难涂抹。

有机系列：除了氧化锌和氧化钛，其他的成分都属于有机成分。能够有效地阻挡紫外线，容易涂抹在皮肤上，而且定妆率也很高。缺点是其中一些成分在吸收紫外线后会被破坏掉，因此防晒效果会降低。

综上所述，非有机类防晒霜对皮肤很温和，但涂抹效果较差；有机类防晒霜虽不适合皮肤脆弱的人，但效果较好。因为两者各有优点和缺点，**所以拥有敏感性皮肤的人可以先尝试有机类防晒霜，若出现问题再换成非有机类防晒霜**。防晒霜过敏是非常普遍的现象，所以皮肤脆弱的人一定要注意选择适合自己的产品。[86]

关于防晒霜成分更详细的特性，我在下表进行了总结。[87]权衡防晒霜的安全性和防紫外线的效果时，平衡度越高，推荐等级就越高。请大家在检查自己在意的防晒霜成分表时，优先尝试标有"推荐等级★★★"成分的防晒霜。

说句题外话，在美容网站上，我们经常能看到"防晒霜的成分会扰乱体内激素分泌""涂防晒霜会产生活性氧"等说法。原因是体内的氧苯酮会致癌，与紫外线反应产生的自由基会伤害我们的皮肤。自由基是

防晒霜的推荐成分表	
推荐等级 ★★★	
比索曲唑	能够阻隔所有 UVA[①]1、UVA2 和 UVB[②]，并且耐光。
甲酚曲唑三硅氧烷	欧莱雅的一个专利成分，能够阻隔所有 UVA1、UVA2 和 UVB。
氧化锌	能够阻隔所有 UVA1、UVA2 和 UVB，不会导致皮肤粗糙，但缺点是防紫外线的整体效果一般，而且难以涂抹。
推荐等级 ★★	
苯三醇	对 UVA 的阻隔效果很好，抗光稳定性也很好。但是对 UVB 的阻隔效果有点弱。
二乙氨基羟基苯甲酰基苯甲酸己酯	对 UVA 的阻隔效果很好，但对 UVB 的阻隔效果比较弱。
依莰舒	对 UVA 的阻隔效果比较好，但对 UVB 的阻隔效果比较弱。
氧化钛	几乎不会导致皮肤粗糙，但对 UVA 的阻隔效果比较弱。对紫外线的整体阻隔效果高于氧化锌。
推荐等级 ★	

- 阿伏苯宗：对 UVA 的阻隔效果比较好，但吸收光线后衰减速度快。在某些情况下，它会与紫外线发生反应并产生活性氧，从而导致过敏反应。
- 恩索利唑：对 UVA 的阻隔效果比较弱。
- 恩扎樟烯：对 UVA 的阻隔效果较低，可能会导致皮肤粗糙。
- 胡莫柳酯：对 UVA 的阻隔效果较低，容易被光破坏。
- 奥克立林：对 UVA 的阻隔效果较低，可能会导致皮肤粗糙。
- 桂皮酸盐：对 UVA 的阻隔效果较低。
- 水杨酸乙基己酯：对 UVA 的阻隔效果较低，容易被光分解。
- 氧苯酮：对 UVA 的阻隔效果较低，可能会导致皮肤粗糙。
- 戊烷基二甲对胺基苯甲酸：对 UVA 的阻隔效果较低，可能会导致皮肤粗糙。遇光容易被破坏。
- 对氨基苯甲酸：对 UVA 的阻隔效果较低，可能会导致皮肤粗糙。

---

① 紫外线 A[段]，指波长在 320~400 纳米波段的紫外线。——编者注
② 紫外线 B[段]，指波长在 280~320 纳米波段的紫外线。——编者注

在我们体内产生的不稳定分子，脸上的斑点和皱纹、大脑的退化、过敏等问题都与之有关。

如果这是真的，确实很可怕，但目前我们没有必要害怕。能够证明这种说法的数据只是来自动物实验和生物体外研究（在试管等器皿中，使用人的皮肤进行的一种实验），而且使用的成分比实际的防晒霜要多很多。

根据一项估算，即使人们每天都使用防晒霜，也需要花 277 年的时间，用量才能达到与动物实验和生物体外研究相同的水平。[88] 如果大家因此而拒绝使用防晒霜的话，可以说是得不偿失了。

对自由基的担心也是一样的，因为几乎只有生物体外研究，所以无法适用于现实世界。本来紫外线引起的皮肤老化也是因为自由基，所以比起担心防晒霜中含有的少量活性氧，大家更应该担心日晒本身造成的伤害。[89]

方法
㉓ 防晒霜的使用量是 1/4~1/3 茶匙

并不是把防晒霜涂在皮肤上就完事了，使用方法不同，效果也会大不相同。以美国皮肤科学会的研究结果为基础，下面我们一起看一下防晒霜的使用重点吧。[90]

防晒霜的使用量取决于SPF（防晒系数），例如，使用 2 毫升 SPF25 防晒霜的效果，与使用 1 毫升 SPF50 防晒霜的效果相同。总而言之，使用的量越多，效果也越好，但像这样计算很麻烦，所以每次用 1.25 毫升涂脸就足够了。这相当于 1 茶匙的 1/4~1/3 的量。[91] 另外，紫外线会穿透云层和窗户，所以阴天或待在室内时也要使用防晒霜。

方法

（66）反复涂抹防晒霜

防晒霜最好在日晒前 15~20 分钟使用，每隔两小时补涂一次。我向大家推荐重复涂抹法，请按以下步骤进行。

与只厚涂一层相比，**涂两层防晒霜的紫外线阻挡效果增强了 2.5 倍。**虽然涂两层有点麻烦，但在阳光强烈时，请大家一定要采用这种涂抹方法。

不过，这里需要注意的是，如果使用含有多种成分的防晒霜，它们的效果可能会相互抵消。例如，阿伏苯宗的稳定性较差，与甲氧基肉桂酸辛酯、氧化锌和氧化钛一起使用时，效果会变差。因此重复涂抹时，请大家使用相同成分的防晒霜。

涂防晒霜的 3 个步骤

 首先尽可能均匀地涂抹全脸，形成薄薄的一层防晒霜。

 等待刚涂过的防晒霜层变干。

第一遍

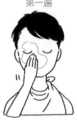

第二遍

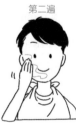

在变干的一层防晒霜上，均匀地涂上等量的防晒霜。

方法

⑥⑦ 选择SPF高的防晒霜

想必有不少人在美容媒体上看到过SPF没有意义的说法。他们认为SPF30和SPF50在抵御紫外线上的效果几乎差不多，因此选择数值大的防晒霜是没有意义的。

杜克大学医学院在1997年发表了一项研究，该研究以调查紫外线的阻隔率为目的，研究数据表明SPF30和SPF50的阻隔率仅相差1.3%。[92]这样的话，有些人自然就觉得，可以不用在乎SPF高低，只要勤涂就没有问题。

然而，令人意外的是，此后德国的一家世界顶级学术研究机构马克斯·普朗克研究所对"SPF无意义理论"提出了反对意见。[93]因为美国食品药品监督管理局只关注阻隔率，没有考虑穿过皮肤的紫外线量。

当然，阻挡紫外线的比例也很重要，但更重要的是，到达皮肤的有害光线到底有多少。从这一观点出发，该研究团队进行分析后发现，能够使皮肤变红的紫外线通过量分别为：SPF15下有6.7%，SPF30下有3.3%，SPF50下有2.0%。从通过量来看，SPF指数还是有意义的。

在纽约大学朗贡医学中心进行的一项测试中，研究人员把受试者平均分为两组，分别使用SPF50和SPF100的防晒霜，55.3%的数据显示涂SPF50防晒霜的人的防晒效果更差一点。[94]这些数据虽然不能说是确凿的证据，但大家还是选择SPF高的产品比较保险（最低SPF30以上）。

我在下文列出了一些防晒霜产品。这些产品不容易引起皮肤问题，而且质地好，因此如果大家不知道如何选，可以尝试一下。

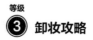

等级 ❸ 卸妆攻略

卸妆是日常护肤的第一步，它不只是卸妆，还可以去除多余的皮脂和死细胞，保持年轻的外表。

但是，卸妆也是一个对皮肤伤害最大的过程。正因为洁面乳中的表面活性剂具有很强的去除皮肤污垢的能力，所以也会去除天然保湿因子（NMF)这种重要而且必要的成分。如果长期使用不适合的卸妆液，皮肤将会变得更加干燥。

也就是说，好的洁面乳要尽可能少地刺激皮肤，同时兼顾卸妆和防晒的功能。下面让我们来看一下要点吧。

方法 ⑥⑧ 根据pH值来选择洁面乳

选择洁面乳时，最重要的就是pH值（酸碱度）。由于人体皮肤只有在呈弱酸性时才能有效地保护皮肤、抵御伤害，因此使用含有碱性成分的洁面乳会破坏皮肤的修复系统，导致皮肤粗糙。

大家一定要选择pH值在5以下的洁面乳。大家可以选择一款标明pH值的产品，或者用pH试纸检测一下自己喜欢的产品（可以在网上买到试纸）。如果觉得麻烦，也可以参考第148页的推荐产品。

方法 ⑥⑨ 选择含有低刺激成分的洁面乳

如果很难确定产品的pH值，大家也可以通过成分名称来选择。下面这些就是对皮肤伤害较小的成分。

另外，由于**表面活性剂与多种成分混合后刺激性会降低**，因此我建

对皮肤伤害较小的洁面乳成分

- 月桂醇聚醚硫酸酯钠（与椰油酰胺丙基甜菜碱一起使用时刺激性会变得更小）
- 椰油酰基羟乙基磺酸钠
- 琥珀酸类（如月桂基磺基琥珀酸酯等）
- 肌氨酸类（如椰油酰肌氨酸钠等）
- 葡萄糖苷类
- 甜菜碱类
- 椰子基表面活性剂（如椰油酰两性基乙酸钠等）

议大家选择含有 2~3 种上表中列举的成分的产品。此外，含有保湿成分（如硬脂酸、矿物油、甘油和山梨糖醇）（见第 139 页）的洁面乳将进一步减少对皮肤的伤害。请大家以此作为选择产品的标准。

方法

⑦ 根据洗完后的感受选择洁面产品

为了选到适合你的洁面产品，洗完后肌肤的感觉也是很重要的标准。在此我们暂且不提洗完后引起皮肤粗糙和瘙痒的产品，**需要大家注意的是洗完后紧绷感很强的洁面产品**。洗完后有清爽感和皮肤稍微被拉伸的感觉，很容易让人觉得这是一款很不错的洁面产品，但实际上很有可能是洗过头了，连重要的皮脂都去掉了。此时你可能要换成更温和的洁面产品了。

即使是洗完脸没有清爽感的洁面产品，也能充分地清洁我们的皮肤。洗完后用湿的化妆棉轻轻擦拭皮肤，如果上面没有污垢，就说明清洁力没问题。此时大家没有必要使用清洁力更强的洁面产品了。

如果在化妆棉上发现了污垢的话，大家也不要突然换成清洁力更强的洁面乳。**比起用一次强效洁面产品，使用两次刺激性较弱的洁面乳更能减少对肌肤的伤害。**

方法
(71) 卸妆检查表

除此之外，我还总结了关于卸妆的重点，请大家注意一下。

- **不要使用热水**：热水会暂时破坏肌肤屏障，让表面活性剂更容易干扰肌肤恢复原状。因此请使用温水进行卸妆。
- **不使用卸妆工具**：卸妆用的刷子、清洁垫、卸妆布对皮肤的伤害很大，而且如果不定期进行清洗的话，就会滋生细菌。因此使用表面活性剂比较保险。
- **不拘泥于洁面产品的形态**：固体、液体、泡沫等都可以，即使洁面产品的形态不一样，功能也没有差异。
- **不要经常使用磨砂类产品**：磨砂类洁面产品虽然能有效去除死

洁面产品分析
适乐肤（CeraVe）泡沫洁面啫喱
是一款含有神经酰胺的凝胶类洁面乳，非常适合普通皮肤或油性皮肤的人使用。
珂丝艾丝（Cosrx）低pH早安啫喱洁面乳
不含香料，质地温和，适合脱水性皮肤的人使用。
理肤泉（LAROCHE-POSAY）特安泡沫洁面乳
这是一款温和不刺激的洁面乳，推荐干性皮肤或敏感肌的人使用。
QV温和洁面乳
这是一款富含油脂的洁面乳，非常适合干性皮肤或脱水性皮肤的人使用。
露得清（Neutrogena）
对皮肤的刺激很小，且比较便宜的优良擦拭类卸妆液。

细胞，但对皮肤的伤害会很大。每周最多使用一次，不要经常使用。

- **干性皮肤的人请使用油性卸妆产品**：干性皮肤的人，选择像卸妆乳或洁面霜这样能补充油脂的产品，不容易出现皮肤问题。当然也可以使用卸妆油。
- **脱水和敏感肌肤使用含有保湿成分的卸妆产品**：脱水和敏感肌肤的人，当然要避免刺激性强的成分，选择含有甘油和山梨糖醇等补水成分的产品的话，更容易避免皮肤出现问题。

建议读者根据以上内容举一反三，选择适合自己的洁面产品。

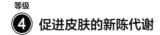

等级 ④ 促进皮肤的新陈代谢

作为一种世界标准级护肤技巧，最后推荐的是使用类视黄醇。**作为维生素A的一种衍生物，关于它对抗衰老的作用，人们已经进行了数十年的研究。**[95]

下面是它的优点，并且这些优点已经得到了证实。

- 减少皱纹。
- 减少皮肤色素沉着（色斑等）。
- 抑制粉刺。
- 增加皮肤的胶原蛋白，使表皮变厚。
- 改善角质层，让肌肤变得更加年轻。

这些都是很吸引人的效果，因为类视黄醇有促进皮肤新陈代谢的作用。这里的新陈代谢指的是肌肤的更替，由于类视黄醇的作用，皮肤的新陈代谢速度比平时更快了，色素不容易沉着，从而达到美白和改善小雀斑的效果。在产品众多的美容世界里，它可以说是为数不多与保湿剂和防晒霜齐名的有效成分。但是，收效越大的东西副作用也越大，这是一个普遍现象。类视黄醇也不例外，临床试验已经证实了它存在以下问题。

- 因为它对皮肤的刺激性很强，所以使用时皮肤容易产生刺痛感和烫伤感。
- 过度促进皮肤新陈代谢的话，有可能会使皮肤变得干巴巴的。
- 皮肤脆弱的人使用的话，可能会使皮肤发红。

85%~90%的人会产生这些副作用，如果使用不当，只会给皮肤带来伤害。要想充分发挥它的优点，同时避免它的缺点，则需要遵守下面的几个要点。

方法
⑦ 从类视黄醇浓度为 0.3% 的产品开始尝试

在选择含有类视黄醇的面霜或精华素时，**请大家先尝试浓度低的产品，并检查皮肤是否会发红或变干燥。**就我而言，即使是使用浓度为 1% 的产品也会引起脱皮，所以我目前使用的是浓度为 0.3% 的类视黄醇产品。

即使使用类视黄醇浓度为 0.3% 的产品也出现问题的话，你可以去医院的皮肤科开浓度为 0.05% 的维 A 酸（与类视黄醇类似）。总之，皮肤出现问题后请大家暂停使用。

方法
(73) 使用半颗绿豆大小的量，然后观察皮肤状态

毋庸置疑，类视黄醇的使用量越大，副作用也就越大。皮肤脆弱的人可以先使用半颗绿豆大小的量，如果皮肤没有出现问题，休息 1~2 天后，逐渐增加用量。如果你的目的是预防皱纹和色素沉着的话，每隔 3~4 天使用一次就足够了。

方法
(74) 使用时要考虑时滞效应

由于类视黄醇引起的皮肤变化不会立即出现，所以在效果可见之前有 24~48 小时的延迟。即使你在使用类视黄醇后的几个小时内没有出现任何副作用，也不要高兴得太早，请等待约两天时间，以观察皮肤状态。

方法
(75) 使用类视黄醇之前，先使用油类护肤品

使用类视黄醇之前，请大家先涂上油类护肤品。在油类护肤品的作用下，类视黄醇被皮肤一点点吸收，因此不容易产生副作用。油类护肤品既可以是荷荷巴精油或凡士林等，也可以是大家常用的护肤品。

方法
(76) 不要在皮肤还没干的时候使用

在还未干的皮肤上使用类视黄醇的话，会导致成分过度渗透。洁面后最好先在皮肤上涂油，等待 20~30 分钟后再使用。

方法
⑦ 涂上 30 分钟后洗掉

对于有些人来说，将类视黄醇涂在皮肤上过夜也不会出现问题，但一般来说，最好涂完 30 分钟后将其洗掉。在一项研究中，研究人员把涂抹维 A 酸 30 分钟后冲洗掉的效果和涂抹后放置不管的效果进行比较，发现这两种操作对痘痘肌的效果是相同的。[96] 因此并不是"使用时间越长越好"，所以请大家迅速冲洗掉，以减少它对皮肤的刺激。

方法
⑦ 一定要使用防晒霜

使用类视黄醇后的皮肤更容易变得敏感，所以此时涂抹防晒霜比平时更重要。请大家涂上两层防晒霜（见第 144 页）来保护自己免受紫外线的伤害。

综上所述，类视黄醇产品的使用要点如下：

①洗脸后先涂上油类护肤品，然后停留几分钟。

②皮肤上没有水后，均匀地涂上半颗绿豆大小的类视黄醇乳霜。

③使用后，暂停 2~3 天，看看皮肤有没有异常。

④如果皮肤没有任何问题的话，再从以下 3 个选项中任选一种尝试，即直接使用在皮肤上，或增加类视黄醇的量，或缩短涂抹的时间，然后确认是否会出现副作用。

通过重复上述步骤找到最适合自己的用量是最重要的。如果使用得当的话，没有比类视黄醇更强大的抗衰老产品了，所以请大家一定要找到自己的最佳用量。

反洗脑

——外表看起来年轻的人的心态

技法 4 ｜ 唤醒被洗脑的人

长寿·免疫力·自信

在抗衰老科学界，自古以来就有这样一句格言："越幸福的人越长寿。"

我简单地总结了这种想法，即越是乐观且积极面对人生的人，越能保持年轻的状态，也越不容易生病，越能健康长寿。

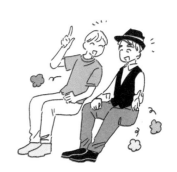

多项研究表明，越乐观的人越长寿。其中比较有名的研究是哈佛大学分析了 70 021 人的健康数据。[97]该研究小组通过问"即使未来不确定，你是否也认为未来会更好"等问题来调查受试者的乐观程度，然后追踪调查了将近 8 年，并比较了整体的死亡风险。结果令人惊讶，乐观的人比悲观的人的存活率高了 29%，患癌症的风险低了 16%，52% 的乐观者不易患感染病。

哈佛大学等机构又对 71 720 人进行了类似的研究，结果也表明乐观的人的寿命比悲观的人的寿命增加了 50%~70%，因此乐观思维的优点几乎是毋庸置疑的了。[98]

虽然人们还不清楚越幸福的人越年轻的原因，但大多数研究人员都很重视以下三点：

1. 幸福感越高，人就会变得越活跃，无意识地提高了运动量。

2. 乐观的人，即使遭遇了不幸，也能迅速恢复。

3. 乐观能减少人们的压力，改善免疫系统。

乐观思维不仅能自然地调整你的生活方式，还能驱除每天的压力，因此对你的生物学机能也会产生积极影响。

确实，与没完没了地为过去和未来担忧的人相比，**即使没有根据也认为"未来是光明的"的人的人生压力会更小，身体所遭受的伤害也会更少。**

不是因为年轻才幸福，而是**因为幸福才年轻**。这是目前的一个科学结论。

"年龄歧视"正在使现代人变老

虽说"乐观很重要"，但或许还会有很多人产生些许抵触情绪。

任何人在工作或家庭中犯错时都会感到沮丧，如果你能轻松地改变自己情绪的话，就不会感到辛苦了。常年生活在消极状态的人，一般都无法想象自己变得乐观后的样子。

另外，还存在一个大问题，那就是现代社会特有的**"年龄歧视"**。简单地说，就是对衰老的负面印象，比如"老年人是社会的弱者""上了年纪就会浑身发软无力""老年人很顽固"等。不仅社会将老年人视为弱者，老年人自己也会说"我已经老了……"等自我贬低的话，此外还存在一种方式，那就是周围的人过度保护老年人。

不要小看这些印象问题，对变老的印象好坏，会影响你的容貌和寿命。

让我们来看看耶鲁大学的一项研究，该研究团队对 4 765 人进行了历时 4 年的跟踪调查。[99] 他们调查了无论年龄多大都不易患上痴呆症的人的特征。结果显示：

"对变老抱有积极态度的人患痴呆症的风险往往比较低。积极的想法可以缓解压力，并像一堵墙那样防止人们患上痴呆症。该结果表明了积极的想法在对抗年龄歧视上的重要性。"

就具体的数值而言，对变老有"经验丰富""深思熟虑"等积极印象的人，痴呆症的发病率降低了 49.8%。这个数字与改善饮食习惯和增加运动量的效果基本是一样的。

还有很多数据表明了年龄歧视的危害，在 2002 年的一项类似的调查中，对变老持乐观态度的老年人比持悲观态度的老年人多活了 7.5 年。[100] 无论受试者的富裕程度和既往史如何，积极看待变老的人，寿命似乎更容易延长一点。

在长寿领域内不存在年龄歧视

意大利卡利亚里大学对生活在撒丁岛的百岁老人进行了一项研究，也得到了一个非常有趣的结果。[101] 该研究小组询问了岛上居民的生活方式，调查了他们每天的幸福感和人生思考方式，并从中发现了一件非常重要的事情：

"在撒丁岛，人们都不觉得老年人是累赘，反而将他们视为传授宝贵知识的媒介。老年人是塑造社区的重要资源之一。同时，亲戚和邻居都在积极地与老年人交流，并且每天都会创造机会，让他们

接触年轻人。"

撒丁岛上几乎不存在年龄歧视，**即使上了年纪，他们仍然是家庭的核心人物，一直受到人们的尊敬。**这正是造就其成为世界上屈指可数的长寿地区的重要原因。

事实上，即使从人口统计学的调查来看，撒丁岛上居民的生活也并不富裕，医疗条件也没有比其他地区好，而且他们也不是遗传了有利于长寿的基因。除了丰富的自然资源和地中海饮食等优势，不把变老视为消极因素的风土人情也是支撑着老年人长寿的一个原因吧。

话虽如此，但思考方式就像在长期生活中染上的"生活习惯病"一样。即使你突然被要求"用积极的心态面对变老"，也不会轻易改变。特别是现代社会，消极地看待变老的新闻和图像比比皆是，光是面对这些压力就已经很辛苦了。

因此，在这部分的最后一章，我将以"唤醒被洗脑的人（反洗脑）"为主题，致力于减轻已深入脑海的关于变老的不良印象。这是让你的大脑摆脱年龄歧视并增强乐观情绪的重要一步。请大家在注意自己内心的年龄歧视的同时，享受这个改变过程。

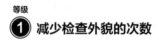

等级① 减少检查外貌的次数

很多人会下意识地检查自己的外貌，比如在公共厕所的镜子里确认自己的皮肤状况，或者看着映照在窗户上的自己整理发型，或者把手机相机当成小镜子来用。虽然这在现代生活中是极其平常的情景，但实际上，这些行为有可能损害你的心理。

方法
79 减少照镜子的次数

在这一章，大家首先要学会的是，养成"减少照镜子的次数"的习惯。

佛罗里达大学等机构曾经做过一个有趣的实验。[102] 他们召集 84 位女大学生，只让 50% 的女生减少检查外貌的次数，两周后调查在她们身上发生了哪些变化。

研究中使用的"外貌检查"不仅包括检查镜子中的自己，还包括以下举动：

- 询问朋友："你觉得我今天的衣服好看吗？"
- 用时尚物品掩盖你身上不满意的部位。
- 与他人比较外貌，并因此或喜或悲。
- 经常化妆和改变发型。

这些举动都是许多人在无意识中完成的。该研究小组认为，这些"外貌检查"会在不知不觉中降低她们的幸福感。

结果果然和预想的一样，**被限制"外貌检查"的那组对自己身体的不满意度和变老的负面印象大幅度减少，自尊心反而提高了。**虽然这些研究还处于初级阶段，但不难想象，如果总是在意自己的外表，你心中的不满就会越来越多。

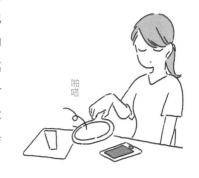

有这种想法的人，请尽量不那么频繁地确认自己的外貌和年轻程度。大家也可以把"不检查外貌"添加到手机的提醒软件里提醒自己。

等级
❷ 社交网络断食①

近年来，社交网络开始被社会学等学科认为是"年龄歧视的温床"。因为有越来越多的数据给我们带来了对衰老的负面印象，也让我们留下了对外貌的负面印象，诸如社交平台上名人和名流每天上传的照片等。

其中准确度最高的是弗林德斯大学在分析了 20 项先行研究后发表的一个系统性评论。[103] 他们汇总了关于社交网络的负面影响的数据，并得出了一个重大结论，而且该结论的可信度很高。

在此我提炼出了该评论的重点：首先，使用社交网络的频率与对自身的不满程度和抑郁症呈正相关。使用社交网络的时间越长，"我长得不如别人""我正在变老"等自卑的感受就会越强烈，心理疾病也越严重。

其次，事实表明，以照片和视频为主的社交网络容易让人产生自卑感。当你频繁地接触与现实脱离的图像时，大脑中的印象就会被扭曲，并给你的身心带来伤害。比如有影响力的人发布的毫无瑕疵的加工照片，或以光滑的皮肤展示美魔女②形象的名人照等。

---

① 在一定时间内暂停使用社交网络。
② 日本光文社发行的时尚杂志《美story》的自创词，指 35 岁以上、才貌双全的成熟女性。

80 控制照片类社交软件的使用

英国皇家公共卫生协会对约 1 500 名男性和女性进行了调查，得出的结论是"Instagram 比 Facebook（脸书）和 Twitter（推特）更容易引起人们对外貌的不满"，并提醒大家注意照片类社交网络的负面影响。[104] 为了不一味地讨厌自己的外貌，我们应该定期进行社交网络断食，控制社交软件的使用时长。

但是，关于社交网络的研究尚不充分，关于社交网络的使用频率，目前也还没有明确的标准。因此，在这里，我们以目前能得到的最好的数据为参考，暂且确定一下指导方针吧。

- **每天最多使用 1 小时的数码设备**：有数据显示，每天使用手机超过 1 个小时的话，就会对我们的精神产生不良影响。[105、106] 需要大家注意的是，这些数据并不只是来自社交网络，但请大家先以这个时间为准。

- **每周定期进行一次社交网络断食**：丹麦幸福研究机构进行的一项研究显示，完全停止使用社交网络仅 1 周的受试者的幸福感增加了 18%。[107] 这也是一个初步的研究，所以我不能断定是否真实可靠，但大家可以每月进行 1 次社交网络断食，每次断食 1 周，然后看看你的精神状态是否发生了变化。虽说社交网

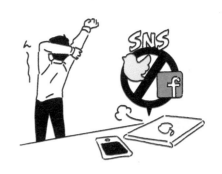

络并不是百害无一利，但社交软件确实让很多人对外貌产生了自卑。现阶段，请大家有意识地不要过度使用为好。

等级 ③ 打扮得年轻起来

说到"扮年轻"，可能会给人消极的印象，但与抗衰老联系起来时就另当别论了。**显年轻的装扮不仅能让你精神焕发，还能让你的身体恢复活力。**

哈佛大学的一个研究小组通过对 50~200 名的男性和女性进行 5 次实验来研究"扮年轻"对衰老的影响，从而证明了这一效果。[108]

结果发现，**仅仅改变发型和头发的颜色，不仅能让我们的心情变好，而且能让我们的身体状况发生良好的变化。**女性受试者把发型换成显年轻的发型后，血压下降了，身体也恢复到了放松状态。

这个实验的有趣之处在于，即使对改变发型后的受试者的照片进行加工，"剪掉"一部分头发，然后让第三方对其魅力指数进行打分，得到的评价也是"看起来比以前年轻了"。也就是说，去掉"新发型"这一重要信息，仅凭表情和皮肤状况，就能给他人留下年轻的印象。实际上，打扮年轻的效果不容小觑。

哈佛大学的研究团队也做过类似的实验，他们让 70~80 岁的男性和女性穿上 20 年前流行的衣服，甚至让他们鉴赏当时的电影和音乐，**1 周后他们大脑的处理能力提高了，全身的炎症水平下降了，运动功能也改善了。**[109]

除此之外，还有很多数据显示了心态的年轻与衰老之间的关系，这种现象也得到了证实。

- 总是认为自己老了的人与不认为自己老了的人相比，死亡率高了 41%，看起来比实际年龄平均老 5 岁。[110]
- 感觉自己比实际年龄大的人，在之后的 2~10 年里患各种疾病的概率上升了 10%~25%。[111]
- 与头发较多的男性相比，毛发稀疏的男性更容易失去年轻的心情，因此能够更早发现他们的衰老迹象，而且他们的前列腺癌和心脏病发病率也更高。
- 认为自己年轻的人，往往自我效能感①较高，在公司的表现也比较好。[112]

这些数据都是观察性研究，并不一定能够证明"因为心态年轻所以长寿"。关于这一点，虽然有必要向大家解释一下，但事实上，有许多衰老方面的研究人员都指出，"心态年轻"可以防止身心衰老。

或许自认为年轻的人热衷于自我保健，生活压力也较小。作为抗衰老的起点，大家从"打扮年轻"开始行动也不错。

方法
(81) 借鉴穿衣风格好的同龄人的穿着

不管"打扮年轻"的好处有多少，可能都有些人难以接受穿脱离实际年龄的衣服，以及做过于流行的发型。这样的话，结果可能适得其反，让人产生与周围环境的违和感。

因此，很多心理学家都推荐大家"借鉴穿衣风格好的同龄人的穿着"。

———————————

① 指个体对自己是否有能力完成某一任务所进行的推测与判断。

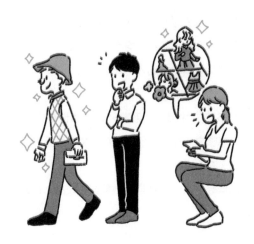

观察一下同龄人，大家一定能看到一两个发型精致、穿着时尚的人。名人也好，同事也好，谁都可以，请大家尽量模仿他们的穿着打扮。只要你稍微改变一下平时的衣服或发型，心情就会产生很大的变化，这种变化实际上会让你的身心恢复到年轻状态。

等级
④ 进行身心锻炼

"身心锻炼"是指在活动身体的同时，也能保养精神的技法。以瑜伽和太极拳为代表，两者的共同点是缓慢运动的同时，进行深度呼吸，集中注意力，以达到精神安定的目的。

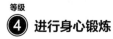

方法
㉜ 做瑜伽或打太极拳

一直以来，人们都认为这种锻炼可以极大地改善精神状态，佛罗里达大西洋大学发表的一项评论指出，绝大多数文献都认为"**瑜伽和太极**

拳能减少抑郁和焦虑"[113]。

　　此外，近年来还出现了"身心锻炼"有利于缓解年龄焦虑的观点。例如，在2018年的一项研究中，研究人员对至少有1年以上瑜伽练习经历的男性和女性进行了采访，83%的人回答说练习瑜伽对身体意象有改善效果。[114]让女性受试者参加为期10周的瑜伽训练，结果也显示，训练结束后她们对身体的满意度有了改善。[115]在坚持练习瑜伽的过程中，大部分受试者接受了自己身体的缺点，变得不再羡慕别人的年轻和美丽。

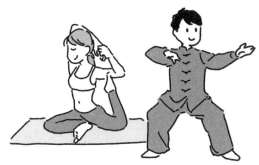

瑜伽和太极拳可以减少抑郁和焦虑

　　关于上面的效果，大部分研究者都认为，"这是因为瑜伽加深了她们对自己外貌的理解"。要想正确地摆出瑜伽的姿势，就必须一边慢慢地做动作，一边反复观察自己的身体。这样一来，在持续练习的过程中，**有关身体的正确信息就会被输入她们的大脑**，结果就会改善因社交网络和媒体而扭曲的身体意象。

　　从这个意义上来说，只要是能够认真观察自己身体的运动，都能产生相似的效果。目前针对瑜伽的验证数据最多，但是你也可以尝试普拉提、合气道和身体扫描冥想（见第127页）。

练习时，你既可以去上瑜伽课或冥想课，也可以在家看视频网站上的指导视频。大家可以先每天练习 15~30 分钟，坚持两周，然后看看自己的身体状况是否有所改善。

等级 ⑤ 塑造积极的身体意象

"积极的身体意象"是马斯特里赫特大学的心理学团队发明的一种心理改善方法，主要以女性为研究对象，实验结果显示，"积极的身体意象"可以改善女性对自己外貌的负面印象。[116]"身体意象"这个词已经在前面提到很多次了，但我在此再次说明一下它的重要性。

身体意象是一个心理学术语，表达的是"你如何看待自己的外貌"。总是觉得"我太胖了……""皱纹越来越多了……"，并为此烦恼的人，以及为了改善体形而过度减肥的人，都被认为是身体意象不好的人。在现代社会，每个人或多或少都会遇到这样的问题。

它的负面影响非常大，如果放任不管，就会导致以下多重问题。

- **容易变胖**：佛罗里达州立大学对约 4 000 人进行了一项实验，结果发现，讨厌自己外表的人 4 年后体重增加的概率是别人的 2.5 倍。[117]虽然原因暂不清楚，但人们认为负面的身体意象导致压力激素增加，进而造成暴饮暴食。
- **对困难的抵抗力变弱**：有报告称，不能接受外表缺陷的受试者更容易受到日常麻烦的影响，并且更可能患上进食障碍症。[118]另外，那些能够接受外貌缺陷的人，往往更能抵抗生活中的困难，并持有乐观的人生态度。

即使你不讨厌自己的外貌，但应该有很多人会无意识地检查自己的外貌、对自拍照进行加工。在事态恶化之前，请大家练习"积极的身体意象"，并进行定期保养。

方法
(83) 关注身体的"机能"，而不是外貌是否好看

下面介绍几个积极的身体意象的实践方法。为了摆脱你对自己外貌的"否定性臆想"，每天给自己设定一项必须完成的任务。每天只需要5~10分钟，就可以轻松完成练习。

· 第一天：考察身体的机能

第一天，试着思考一下你的身体具有哪些机能。"机能"是指你的身体所能做的一切事情，除了跑、吃、听、看等生存必备机能，还包括跳舞、画画等创造性技能。想着**"我能用我的身体做什么"**，然后任意列举出至少 10 个。

列出清单后，你凭直觉选出 5 个自己认为"这对我来说很重要"的机能，并分别想一下**"这个身体机能对我来说有什么意义"**。

比如"如果不能听音乐，人生该有多无聊""如果不能洗澡，会有多大的压力""如果不能使用我的阅读能力，怎么办呢"等，思考一下身体机能是如何发挥作用的。在这个阶段，你不需要仔细思考，随便想想就好了。

· 第二天：考察感觉和运动

第二天，将你的身体机能分为"感觉"和"运动"两大类，进一步深入挖掘。大家可以尝试问自己"我的身体能做什么样的运动""能发挥怎样的感觉"，然后依次写出 5 个你认为很重要的机能。

- 运动类机能（走路、跑步、抓握、投掷、散步、弯曲手指、保持平衡等）
- 感觉类机能（听、看、品味、感受快感、疼痛等）

列完清单后，像第一天一样，思考"这些身体机能对我的生活来说有什么意义""为什么这些功能对我很重要"，同时花 5 分钟写出问题的答案。比如"不能走路就不能上班""没有看的身体机能就不能看喜欢的电影"等。大家不要在意文章的结构和语法，可以想到什么写什么。

•第三天：考察健康与创造力

第三天，把你认为重要的身体机能分为"健康"和"创造性"两大类，每类各写出 5 个。

- 健康类机能（消化食物、出汗、流泪、治愈、消化等）
- 创造性机能（跳舞、画画、鉴赏等）

接下来和第二天一样，思考"这些身体机能对我的生活来说有什么意义，为什么对我很重要"，同时花 5 分钟写出答案。

•第四天：考察自我保健与人际关系

第四天，把你认为重要的身体机能，分为"自我保健"和"人际关系"两大类，然后分别写出 5 个。

- 自我保健类机能（睡觉、洗澡、抱宠物等）
- 人际关系类机能（说话、做手势、微笑等）

同样，思考"这些身体机能对我的生活来说有什么意义，为什么对我很重要"，同时花大概 5 分钟的时间写出答案。

· 第五天：总结一下你所拥有的身体机能

通过以上步骤，大家应该加深了对自己的身体在日常生活中所发挥的功能的理解。因此，在最后一天，请花 5 分钟的时间，思考以下问题：

· 迄今为止，你的身体为你的人生做了哪些贡献？
· 为了完成每天必须做的事情，你的身体发挥着什么样的作用？

至此，"积极的身体意象"练习就结束了。关于这个练习能改善身体意象的原因，马斯特里赫特大学的研究团队称："很多人总是只关注身体的'外观'，而不考虑身体的'机能'。"

因为媒体和社交网络，很多现代人很容易意识到自己的外貌和体重，往往不知不觉中就会产生"我有皱纹了""我比那个人还显老"等负面的想法。

但是，如果大家将关注的焦点从"外观"转移到身体"机能"的话，就会将意识从"我的外表怎么样"转移到"我的身体能做什么""如何利用自己的身体来达成目标"上。因此，你对外貌的追求逐渐降低，身体意象也逐渐得到了改善。

从今往后，每当你心中涌现负面的想法时，就去考虑"自己身体的机能是什么"。只要做到这一点，你就能不知不觉改善受损的身体意象。

线路图篇
—— 正确地执行

变年轻需要时间。

——巴勃罗·毕加索（艺术家）

我们人类是一种一旦选项太多就无法选择的生物。面对前文介绍的83 种方法，可能很多人会不知道该从何下手。

当然，各种方法在验证数据上存在质与量的差异，效果也会大不相同。大家按照本书的顺序进行尝试也可以，但从兼顾数据和有效性的方法开始尝试，更容易获益。

因此，本章将介绍把上述所有方法运用到日常生活中的 4 个路线图。我从 83 种方法中选出了最容易见效的方法，然后总结出目的不同的方案，比如"面向初学者""改善皮肤""提高体力"等。请大家一定要参考一下。

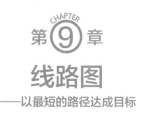

第9章

线路图
——以最短的路径达成目标

标准线路图

这是面向抗衰老初学者的线路图。我依次列举出最容易对大多数人有效的几个方法，从未尝试过抗衰老的人，或者总觉得身体不舒服的人，可以从这里开始练习。

第1步　改善睡眠环境

最简单、最容易感受到改善效果的就是改善睡眠环境。首先，请大家确认"良好睡眠环境检查表"（见第117页）中列出的所有检查项，如果有空的话，就试着挑战一下打造良好睡眠环境。但是，**由于睡眠在很大程度上受认知的影响，所以如果改善环境后仍不见效的话，建议大家结合睡前"大脑清空法"（见第128页）或"身体扫描冥想"（见第127页）再去尝试。**

第 2 步　增加活动量

调整好睡眠环境后，接下来就是运动了。最重要的是"NEAT 评分"法（见第 33 页），如果你之前从未锻炼过，可以把目标设定为综合得分在 15 分以上。白天因为工作等经常活动身体的人，也可以从"间歇性快走"（见第 40 页）开始尝试。

顺便说一下，在快走的时候，如果你不知道怎么做到"稍微高负荷地快走"，也可以使用谷歌或苹果手机的地图软件。这些软件的"预计到达时间"会比一般的步行速度快，所以只要按照上面显示的时间走，就能实现稍微高负荷的步行。

第 3 步　彻底地护肤

第 3 个最容易见效的方法是彻底地护肤。首先请大家根据第 7 章的推荐，选择适合自己肤质的保湿剂、防晒霜、洁面乳，并养成每天护肤的习惯。因为类视黄醇的使用难度比较高，所以不使用也没关系。但如果你担心长皱纹的话，可以买来试试。

第 4 步　提高食品质量

如果你从未注意过饮食的话，可以从"稍微改善热量的质量"（见第 91 页）或"采用地中海饮食法"（见第 92 页）开始。按照评分为 6~7 分的地中海饮食方式，连续尝试至少 4 周，然后自己检查一下肤质和心情是否有了改善。同时，增加多酚（见第 51 页）和含硫化合物（见第 53 页）的摄入量，使细胞充满活力，也是一种很有效的方法。

第 5 步　提高运动负荷，或进行断食

第 5 步，为了达到更高的目标，大家可以通过SIT训练（见第 41 页）提高运动负荷，或者养成TRF（见第 57 页）等节食习惯。因为很难从数据上决定选哪个好，所以大家可以根据自己的喜好选择能够执行下去的。当然也可以同时尝试这两种方法。

到这里，你的抗衰老水平已经在平均水平之上了。之后你也可以增加运动量，不断提高睡眠质量，补足自己的弱点。

增强体力线路图

对于易疲劳、无法集中精力做事的人来说，首要目标可能就是增强体力。大家可以按照"增强体力线路图"，使身体充满活力，变得不易疲劳。

第 1 步　强化应对压力的策略

在现代社会中，比起体力的问题，饱受疲劳之苦的人，**往往更不擅长应对精神上的压力。**首先，采用"身体扫描冥想"和"大脑清空法"等方法，养成处理内心压力的习惯。同时进行身心锻炼（见第 162 页）的话，你的抗压能力会变得更强。

第 2 步　不断刷新运动极限

大家掌握了处理压力的技巧后，就去真正地增加活动量吧。没有运动习惯的人可以从步行（见第 38 页）开始，逐渐增加负荷。问题是"达到哪种程度才能增加负荷呢"，根据前文所述的荟萃分析还可知，进行跑步、游泳等剧烈运动的人的死亡率比不运动的人降低了 48%。当然，过度训练是不可取的，我想达到的运动水平是，长期保持每周 2~3 次像 HIIT-WB（见第 43 页）那样的高负荷运动。

而且近年来的研究表明，有些人天生就缺乏接收"脑内麻醉药"（如内啡肽）的感受体。**这类人很难从高负荷的运动中获得幸福感，也无法体会到所谓的"跑者兴奋"。**[1] 这类人很有可能无法享受到高负荷运动的快乐，所以可以尝试一下逐渐提高"HIIPA"（见第 36 页）的负荷。

第 3 步　通过改善饮食使身体恢复活力

增加蛋白质和碳水化合物的摄入量，可以使我们的身体从运动损伤中恢复过来。但是在实践时，大家一定要参考蛋白质的最佳摄入量（见第 103 页）以及蔬菜和水果的目标摄入量（见第 97 页）。如果运动后睡了一晚也无法消除疲劳的话，则可能是因为过度训练或者营养不良，所以特别需要增加碳水化合物的摄入量。

第 4 步　测试体力

养成了循环渐进地锻炼（见第 29 页）的习惯后，可以每隔一个月验证一次效果。如果你能切实地感受到体力变化时，就会提高运动的动

12 分钟跑的心肺功能测量标准

年龄	性别	优秀	良好	一般	差	最差
13~14 岁	男性	> 2700 米	2400~2700 米	2200~2399 米	2100~2199 米	< 2100 米
	女性	> 2000 米	1900~2000 米	1600~1899 米	1500~1599m	< 1500 米
15~16 岁	男性	> 2800 米	2500~2800 米	2300~2499 米	2200~2299 米	< 2200 米
	女性	> 2100 米	2000~2100 米	1700~1999 米	1600~1699 米	< 1600 米
17~19 岁	男性	> 3000 米	2700~3000 米	2500~2699 米	2300~2499 米	< 2300 米
	女性	> 2300 米	2100~2300 米	1800~2099 米	1700~1799 米	< 1700 米
20~29 岁	男性	> 2800 米	2400~2800 米	2200~2399 米	1600~2199 米	< 1600 米
	女性	> 2700 米	2200~2700 米	1800~2199 米	1500~1799 米	< 1500 米
30~39 岁	男性	> 2700 米	2300~2700 米	1900~2299 米	1500~1899 米	< 1500 米
	女性	> 2500 米	2000~2500 米	1700~1999 米	1400~1699 米	< 1400 米
40~49 岁	男性	> 2500 米	2100~2500 米	1700~2099 米	1400~1699 米	< 1400 米
	女性	> 2300 米	1900~2300 米	1500~1899 米	1200~1499 米	< 1200 米
≥ 50 岁	男性	> 2400 米	2000~2400 米	1600~1999 米	1300~1599 米	< 1300 米
	女性	> 2200 米	1700~2200 米	1400~1699 米	1100~1399 米	< 1100 米

力，也有助于把握最佳运动负荷。接下来，通过饮食和缓解压力来防止过度训练的同时，还可以根据测试结果继续增加运动负荷。测定体力的方法有很多，但粗略地说，只要掌握以下两个方法就足够了。

- **12 分钟跑**：这是一项测定心肺功能高低的测试，广泛用于健身领域。大家尽量选择平坦的地方（也可以使用跑步机），通过监测 12 分钟能跑多少米来测试体力。请大家根据上页的表格来判断测试结果。**为了对抗衰老，我们至少要把心肺功能维持在"良好"的水平上。**
- **俯卧撑挑战**：这是一项针对肌肉功能的测试。这种方法也被各国的医学会采用，能够以一定的精度简单地测试你的肌肉耐力。

男性张开双臂，与肩同宽，做正常的俯卧撑，并计算自己最多做几次。女性膝盖着地，做膝盖俯卧撑就可以了。下表展示了不同性别和年龄阶段的标准。

俯卧撑挑战的次数标准						
标准	性别	20~29 岁	30~39 岁	40~49 岁	50~59 岁	≥ 60 岁
优秀	男性	55 个以上	45 个以上	40 个以上	35 个以上	30 个以上
	女性	49 个以上	40 个以上	35 个以上	30 个以上	20 个以上
良好	男性	45~54 个	35~44 个	30~39 个	25~34 个	20~29 个
	女性	34~48 个	25~39 个	20~34 个	15~29 个	5~19 个
一般	男性	35~44 个	25~34 个	20~29 个	15~24 个	10~19 个
	女性	17~33 个	12~24 个	8~19 个	6~14 个	3~4 个
差	男性	20~34 个	15~24 个	12~19 个	8~14 个	5~9 个
	女性	6~16 个	4~11 个	3~7 个	2~5 个	1~2 个

很差	男性	19 个以下	14 个以下	11 个以下	7 个以下	4 个以下
	女性	5 个以下	3 个以下	2 个以下	1 个以下	0 个

改善外表线路图

这是一条专门提高外貌年轻感的线路图。总觉得没有活力，或者看起来比实际年龄大的人，请从这里开始尝试。

第 1 步　消除年龄歧视

对衰老的消极印象，会给你带来超乎想象的负面影响。认为自己年纪大了就放弃了，失去了改善的动力，同样地，如果过分推崇年轻的话也会增加压力。有这种想法的人，建议先从改善对衰老的印象开始。

以正确地"打扮得年轻起来"（见第 160 页）为基础，养成减少检查外貌的次数（见第 156 页）的习惯，定期进行社交网络断食（见第 158 页）。如果你还有精力的话，也可以继续尝试塑造积极的身体意象（见第 164 页）。

第 2 步　彻底地做好保湿和防晒

皮肤最直接地影响了我们的外在形象。即使是从未正确地进行保湿的人，只要找到适合自己的产品，就能迅速改善肤质。**其中保湿和防晒对皮肤的影响最大，所以大家一定要做好彻底的保湿和防晒。**

另外，如果你想要使皮肤变白，除了类视黄醇，也可以使用对苯二酚。这是一种 20 多年前就开始广泛使用的美白剂，连续 4 周使用对苯二酚含量为 2%~4% 的乳液，就可以达到消除色素沉淀的效果。[2] 但对苯二酚也是一种很容易引起皮肤问题的成分，所以首先要在手臂上涂上含量约为 2% 的乳液，等待 1 天后查看皮肤是否有异常。

第 3 步　彻底地养成良好的睡眠习惯

毋庸置疑，要想改善外观，良好的睡眠是必不可少的。在睡眠不足的早晨，你会看起来没有精神。如果经常睡不好，就会影响皮肤的新陈代谢。从这个意义上来说，第 6 章提到的改善睡眠的方法大家都应该尝试一下，但其中最值得尝试的是养成良好的睡眠习惯（见第 122 页）。

该等级提到的"摄取蛋白质，促进良好睡眠""通过食用膳食纤维打造良好睡眠"等，都有助于改善睡眠质量。如果没有足够的氨基酸，就无法建立皮肤的屏障功能，而膳食纤维产生的丁酸能够抑制体内炎症，防止皮肤粗糙。两者都要保证最低的摄入量。

第 4 步　增加运动量

我在第 29 页就已经提到，运动能让皮肤变好。虽然目前我们还不清楚最适合美肤的运动种类和数量，但目前有研究表明，力量训练和有氧运动都有改善皮肤的效果。

大家在户外运动时，只要注意不要让皮肤暴露在紫外线下，无论做什么运动都能改善皮肤状态。最后，大家最好能养成进行像 HIIT-WB 一样能够同时升高肌肉力量和心肺功能的运动的习惯。

第 5 步　增加多酚摄入量

优质的饮食确实能改善外观，建议大家以评分为 8~9 分的地中海饮食为目标改善饮食。**其中最值得我们积极摄入的就是多酚，因为它具有阻止皮肤光老化和氧化，保护肌肤的作用。**[3] 关于哪种多酚对皮肤有益，专家们还没有达成共识，但就目前而言，可以被人们利用的多酚有花青素、单宁、儿茶素、可可黄烷醇、石榴多酚等。具体的食物有蓝莓、绿茶、可可、石榴等。

改善大脑和精神的线路图

最后是改善大脑认知功能和精神状态的线路图。如果你总觉得心情低落，或者头脑昏沉而无法工作，请尝试以下步骤。

第 1 步　运动

运动是改善大脑机能的基础。众所周知，运动可以使大脑变得更加灵活，有很多文献表明，**有氧运动和力量训练可以大幅提高注意力、决断力、分析力、记忆力等。**

一项调查了 36 项先行研究的荟萃分析表明，慢跑是一种负荷较大的运动，每次跑 45~60 分钟就能改善脑功能。[4] 间歇性快走是一种比慢跑负荷更大的运动，推荐大家每周至少进行 2~3 次，每次至少 45 分钟。

第2步　暴露

通过运动为大脑机能奠定基础后，你可以再在日常生活中不断地给大脑增加负荷。在暴露中不断寻找最适合自己的挑战方式，每周尝试一次新的行动。同样，脑神经细胞的有氧运动（见第81页）也是一种简单实用的脑力锻炼方法。

第3步　通过改善睡眠提高大脑的信息处理能力

好的学习成绩离不开良好的睡眠。众所周知，我们的大脑在睡眠中处理信息，巩固白天的记忆。为了充分发挥运动和通过"暴露"提高大脑机能的作用，请大家以"了解良好睡眠基础知识的睡眠检查表"11~15分为目标。其中，"人生的意义"和"冥想"等认知系统的活动，不仅能改善睡眠，还能刺激大脑机能，所以推荐大家积极尝试。

第4步　彻底执行地中海饮食法

在运动的同时，饮食也是改善大脑功能的一个必要条件。现阶段，关于地中海饮食法的研究数据比较多而且可信度也高，一项综合了18项观察数据的系统性评论指出，越能彻底执行这种饮食方式的人，其长期记忆力、工作记忆力和注意力就越好。[5]**研究团队主要关注"地中海饮食"中富含的B族维生素和ω-3脂肪酸的重要性，以及饱和脂肪酸和砂糖对大脑的负面影响。**为了让您的大脑保持活力，请大家尽可能提高"地中海饮食评分表"（见第94页）的综合分数吧。

后记

现在的时代被称为百岁时代。现如今，日本人的寿命也在持续延长，但同时与健康寿命的差距也开始拉大。虽说男女平均寿命都超过80岁是好事，但身体不适的时间也变长了，与健康寿命之间存在着9~15年的差距。

这一事实也证明，很多现代人无法发挥出应有的潜力。正如第一部分所述，过去我们已经适应的"痛苦—恢复"的循环在现代生活中已经无法正常发挥它的作用了，因此抑制了你与生俱来的身体机能。

当然，人老了之后终会化为尘烟。这种命运谁也无法抗拒，但只要使用本书的方法，就能像撒丁岛居民和其他各国的"超级老人"一样，拥有远比实际年龄年轻的大脑和身体。

话虽如此，但本书所传授的既不是颠覆常识的新奇技巧，也不是攻击人体机能的奇思，只不过是尽可能多地挖掘了已经被证实的知识。可以说是"王道之巅"的技巧。科学的结论当然会随着时代的变化而变化，但越是基本的知识越不容易被淘汰，相应地使用年数也越长。

为了抗衰老，大家没有必要等待梦想中的新药或补品。希望大家通过本书所介绍的技巧，解放自己体内沉睡的机能，过上最舒适的人生。

参考文献

序言

［1］Hillard Kaplan et al. (2017) Coronary atherosclerosis in indigenous South American Tsimane: a cross-sectional cohort study. Tha Lancet, 389:P1730-173.

PART1　理论篇——正确地认知

［1］Duck-chul Lee et al. (2014) Leisure-time running reduces all-cause and cardiovascular mortality risk. Journal of the American College of Cardiology, 64: 472-481.

［2］Edward J. Calabrese. (2014) Hormesis: from mainstream to therapy. J Cell Commun Signal, 8: 289–291.

［3］Christensen K, Thinggaard M, McGue M, et al. Perceived age as clinically useful biomarker of ageing: cohort study. BMJ. 339, 2009, b5262.

［4］Miyawaki S, Kohara K, Kido T, et al. Facial pigmentation as a biomarker of carotid atherosclerosis in middle-aged to elderly healthy Japanese subjects. Skin Res Technol. 22, 20-24, 2016.

［5］山内一也，三瀬勝利. (2014) ワクチン学. 岩波書店.

［6］Tanjaniina Laukkanen et al. (2015) Association Between Sauna Bathing and Fatal Cardiovascular and All-Cause Mortality Events. JAMA Internal Medicine. 175: 542.

［7］Tanjaniina Laukkanen et al. (2017) Sauna bathing is inversely associated with dementia and Alzheimer's disease in middle-aged Finnish men. Age and Ageing. 46: 245–249.

［8］Tahereh Farkhondeh et al. (2020) The therapeutic effect of resveratrol: Focusing on the Nrf2 signaling pathway. Biomedicine & Pharmacotherapy. 127: 110234.

［9］D E Stevenson et al. (2007) Polyphenolic phytochemicals--just antioxidants or much more? Cell Mol Life Sci. 64 (22) :2900-16.

［10］Philip L. Hooper et al. (2010) Xenohormesis: health benefits from an eon of plant stress response evolution. Cell Stress & Chaperones. 15(6):761-770.

［11］ジャン・ハッツフェルド（2013）6 隣人が殺人者に変わる時―ルワンダ・ジェノサイド生存者たちの証言. かもがわ出版.

［12］Caroline Williamson Sinalo. (2018) Rwanda After Genocide: Gender, Identity and Post-Traumatic Growth. Cambridge University Press.

［13］Hulbert, J. C., Anderson, M. C. (2018) . What doesn't kill you makes you stronger: Psychological trauma and its relationship to enhanced memory control. Journal of Experimental Psychology. General. 147 (12) , 1931-1949.

［14］Mary Black Johnson et al. (1992) A Review of Overtraining Syndrome-Recognizing the Signs and Symptoms. J Athl Train. 27: 352–354.

［15］https://www.apa.org/news/press/releases/2006/01/stress-management（2020 年 11 月 15 日浏览）

［16］Cary Cooper, James Campbell Quick (2017) The Handbook of Stress and Health: A Guide to Research and Practice. Wiley-Blackwell.

［17］Ericsson, K. A., Krampe, R. T., Tesch-Römer, C. (1993) The role of deliberate practice in the acquisition of expert performance. Psychological Review. 100 (3): 363–406.

［18］Jonathan Shaw. (2016) Born to Rest. Harvard Magazine.

［19］Regina Guthold et al. (2018) Worldwide trends in insufficient physical activity from 2001 to 2016: a pooled analysis of 358 population-bascd surveys with 1.9 million participants.The Lancet Global Health. 6 (10) : e1077-e1086.

[20] Evy Poumpouras. (2020) Becoming Bulletproof: Protect Yourself, Read People, Influence Situations, and Live Fearlessly. Atria Books.

PART2 实践篇——正确地痛苦

[1] Mark Tarnopolsky. (2014) Exercise as a Countermeasure for Aging: From Mice to Humans. 23rd Annual Meeting of the American Medical Society for Sports Medicine.

[2] Nikitas N. Nomikos et al. (2018) Exercise, Telomeres, and Cancer: "The Exercise-Telomere Hypothesis". Front iers in physiology, 9: 1798.

[3] Tarumi, Takashi et al. (2019) Exercise Training in Amnestic Mild Cognitive Impairment: A One-Year Randomized Controlled Trial. Journal of Alzheimer's Disease. 71(2):421 – 433.

[4] Veronica Guadagni et al. (2020) Aerobic exercise improves cognition and cerebrovascular regulation in older adults. Neurology. 94 (21) :e2245-e2257.

[5] Alia J Crum , Ellen J Langer (2007) Mind-set matters: exercise and the placebo effect. Psychol Sci. 18: 165-71.

[6] Alan A Aragon et al. (2017) International society of sports nutrition position stand: diets and body composition. J Int Soc Sports Nutr. 14;14: 16.

[7] Eric Ravussin et al. (2005) A NEAT way to control weight? Science. 307, 530-531.

[8] James Levine. (2009) Move a Little, Lose a Lot: New N.E.A.T. Science Reveals How to Be Thinner, Happier, and Smarter. Harmony. B002B7R4EU.

[9] Emmanuel Stamatakis et al. (2018) Short and sporadic bouts in the 2018 US physical activity guidelines: is high-intensity incidental physical activity the new HIIT? Br J Sports Med. 53: 1137-1139.

[10] Katrina L. Piercy et al. (2018) The physical activity guidelines for americans. JAMA; 320: 2020-2028.

［11］James A.Levine. (2002) Non-exercise activity thermogenesis（NEAT）. Best Practice & Research. Clinical Endocrinology & Metabolism. 16 (4): 679-702.

［12］Johannes Scherr et al. (2013) Associations between Borg's rating of perceived exertion and physiological measures of exercise intensity. Eur J Appl Physiol. 113: 147-55.

［13］Ulf Ekelund et al. (2019) Dose-response associations between accelerometry measured physical activity and sedentary time and all cause mortality: systematic review and harmonized meta-analysis. BMJ. 366:l4570.

［14］Dorothy D.Dunlop et al. (2019) One hour a week: moving to prevent disability in adults with lower extremity joint symptoms. American Journal of Preventive Medicine. 56 (5): 664-672.

［15］Harvey SB, et al. (2018) Exercise and the prevention of depression: Results of the HUNT Cohort Study. The American Journal of Psychiatry. 175: 28-36.

［16］Pedro F. Saint‐Maurice et al. (2018) Moderate-to-Vigorous Physical Activity and All‐Cause Mortality: Do Bouts Matter? Journal of the American Heart Association. 7: e007678.

［17］Joyce Gomes-Osman et al. (2018) Exercise for cognitive brain health in aging A systematic review for an evaluation of dose. Neurology: Clinical Practice. 8: 257-265.

［18］Shizue Masuk et al. (2019) High-Intensity Walking Time Is a Key Determinant to Increase Physical Fitness and Improve Health Outcomes After Interval Walking Training in Middle-Aged and Older People. Mayo Clinic Proceedings. 94: 2415-2426.

［19］Jenna B Gillen et al. (2016) Twelve Weeks of Sprint Interval Training Improves Indices of Cardiometabolic Health Similar to Traditional Endurance Training despite a Five-Fold Lower Exercise Volume and Time Commitment. PLoS One. 11:e0154075.

［20］Gustavo Z Schaun et al. (2018) Whole-Body High-Intensity Interval

Training Induce Similar Cardiorespiratory Adaptations Compared With Traditional High-Intensity Interval Training and Moderate-Intensity Continuous Training in Healthy Men. The Journal of Strength & Conditioning Research. 32: 2730-2742.

[21] Gill McRae et al. (2012) Extremely low volume, whole-body aerobic-resistance training improves aerobic fitness and muscular endurance in females. Applied Physiology, Nutrition and Metabolism. 37: 1124-31.

[22] E Ernst. (1990) [Hardening against the common cold--is it possible?] MMW Fortschritte der Medizin; 108: 586-8.

[23] Tanjaniina Laukkanenet al. (2017) Acute effects of sauna bathing on cardiovascular function. Journal of Human Hypertension. 32: 129–138.

[24] W G Siems et al.(1999)Improved antioxidative protection in winter swimmers. QJM; 92: 193-8

[25] Pascal Imbeault et al.(2009)Cold exposure increases adiponectin levels in men. Metabolism. 58: 552-9.

[26] Geert A Buijze et al.(2016)The Effect of Cold Showering on Health and Work: A Randomized Controlled Trial. PLoS One. 11:e0161749.

[27] Antero Salminen et al.(2012)AMP-activated protein kinase(AMPK) controls the aging process via an integrated signaling network. Ageing Research Reviews. 11: 230-41.

[28] Rafael de Cabo et al.(2019)Effects of Intermittent Fasting on Health, Aging, and Disease. The New England Journal of Medicine. 381: 2541-2551.

[29] Kanti Bhooshan Pandey et al.(2009)Plant polyphenols as dietary antioxidants in human health and disease. Oxidative Medicine and Cellular Longevity. 2: 270–278.

[30] Pérez-Jiménez J. et al. (2010) Identification of the 100 richest dietary sources of polyphenols: an application of the Phenol-Explorer database. European journal of clinical nutrition. 64: 112-120.

[31] Nicola P Bondonno et al. (2019) Flavonoid intake is associated with lower mortality in the Danish Diet Cancer and Health Cohort. Nature Communications; 10: 3651.

［32］Najmeh Maharlouei et al. (2019) The effects of ginger intake on weight loss and metabolic profiles among overweight and obese subjects: A systematic review and meta-analysis of randomized controlled trials. Crit Rev Food Sci Nutr. 59: 1753-1766.

［33］Makan Pourmasoumi et al. (2018) The effect of ginger supplementation on lipid profile: A systematic review and meta-analysis of clinical trials. Phytomedicine. 43: 28-36.

［34］Mariangela Rondanelli et al. (2017) The effect and safety of highly standardized Ginger (Zingiber officinale) and Echinacea (Echinacea angustifolia) extract supplementation on inflammation and chronic pain in NSAIDs poor responders. A pilot study in subjects with knee arthrosis. Natural Product Research. 31: 1309-1313.

［35］Zhou Xi et al. (2020) Garlic intake and the risk of colorectal cancer A meta-analysis. Medicine (Baltimore) 99 (11): e18575.

［36］Hai - Peng Wang et al. (2015) Effect of Garlic on Blood Pressure: A Meta-Analysis. The Journal of Clinical Hypertension. 17: 223-31.

［37］Shaghayegh Emami et al. (2017) The effect of garlic intake on glycemic control in humans: a systematic review and meta-analysis. Progress in Nutrition. 19: 10-18.

［38］Tram Kim Lam et al. (2010) Cruciferous vegetable consumption and lung cancer risk: a systematic review. Cancer Epidemiol Biomarkers Prev. 18: 184–195.

［39］Xiaojiao Liu et al. (2013) Cruciferous vegetables intake is inversely associated with risk of breast cancer: A meta-analysis. The Breast. 22: 309-313.

［40］Genevieve Tse et al. (2014) Cruciferous vegetables and risk of colorectal neoplasms: a systematic review and meta-analysis. Nutr Cancer. 66: 128-39.

［41］Nagisa Mori et al. (2019) Cruciferous vegetable intake and mortality in middle-aged adults: A prospective cohort study. Clinical Nutrition. 38: 631-643.

［42］Ruth E Patterson et al. (2017) Metabolic Effects of Intermittent Fasting. Annu Rev Nutr. 37: 371-393.

［43］Rona Antoni et al. (2018) A pilot feasibility study exploring the effects of a moderate time-restricted feeding intervention on energy intake, adiposity and metabolic physiology in free-living human subjects. Journal of Nutritional Science. 7:e22.

［44］Elizabeth F. Sutton et al. (2018) Early Time-Restricted Feeding Improves Insulin Sensitivity, Blood Pressure, and Oxidative Stress Even without Weight Loss in Men with Prediabetes. Cell Metabolism. 27: 1212-1221.

［45］Pons, Victoria et al. (2018) Calorie restriction regime enhances physical performance of trained athletes. Journal of the International Society of Sports Nutrition. 15 .

［46］Sebastian Brandhorst et al. (2015) A Periodic Diet that Mimics Fasting Promotes Multi-System Regeneration, Enhanced Cognitive Performance, and Healthspan. Cell Metabolism. 22: 86-99.

［47］Min Wei et al. (2017) Fasting-mimicking diet and markers/risk factors for aging, diabetes, cancer, and cardiovascular disease. Science Translational Medicine. 9:eaai8700.

［48］Victoria A Catenacci et al. (2016) A randomized pilot study comparing zero-calorie alternate-day fasting to daily caloric restriction in adults with obesity.Obesity (Silver Spring). 24: 1874-83.

［49］Slaven Stekovic et al. (2019) Alternate Day Fasting Improves Physiological and Molecular Markers of Aging in Healthy, Non-obese Humans. Cell Metabolism. 30: 462-476.

［50］Vincenzo Sorrenti et al. (2020) Deciphering the Role of Polyphenols in Sports Performance: From Nutritional Genomics to the Gut Microbiota toward Phytonutritional Epigenomics. Nutrients. 12: 1265.

［51］Teayoun Kim et al. (2009) Curcumin activates AMPK and suppresses gluconeogenic gene expression in hepatoma cells. Biochemical and Biophysical Research Communications. 338: 377-382.

［52］Laura Fusar-Poli et al. (2020) Curcumin for depression: a meta-analysis.

Critical Reviews in Food Science and Nutrition. 60: 2643-2653.

[53] Si Qinet al. (2017) Efficacy and safety of turmeric and curcumin in lowering blood lipid levels in patients with cardiovascular risk factors: a meta-analysis of randomized controlled trials. Nutrition Journal. 16: 68.

[54] Kathryn M. Nelson et al. (2017) The Essential Medicinal Chemistry of Curcumin. Journal of Medicinal Chemistry; 60: 1620–1637.

[55] Leila Gorgani et al. (2016) Piperine—The Bioactive Compound of Black Pepper: From Isolation to Medicinal Formulations. Comprehensive Reviews in Food Science and Food Safety. 16

[56] Hiroki Sasaki et al. (2011) Innovative Preparation of Curcumin for Improved Oral Bioavailability. Biological and Pharmaceutical Bulletin. 34: 660-665.

[57] B. Antony et al. (2008) A Pilot Cross-Over Study to Evaluate Human Oral Bioavailability of BCM-95®CG（Biocurcumax™）, A Novel Bioenhanced Preparation of Curcumin. Indian Journal of Pharmaceutical Sciences. 70: 445–449.

[58] Hamed Mirzaei et al. (2017) Phytosomal curcumin: A review of pharmacokinetic, experimental and clinical studies. Biomedicine and Pharmacotherapy. 85: 102-1a2.

[59] Haohai Huang et al. (2016) The effects of resveratrol intervention on risk markers of cardiovascular health in overweight and obese subjects: a pooled analysis of randomized controlled trials. Obesity reviews. 17: 1329-1340.

[60] Stefan Agrigoroaei et al. (2017) Stress and Subjective Age: Those With Greater Financial Stress Look Older. Research on aging. 39 (10) :1075-1099.

[61] Theresa M Harrison et al. (2012) Superior memory and higher cortical volumes in unusually successful cognitive aging. Journal of the International Neuropsychological Society. 18: 1081-5.

[62] Tamar Gefen et al. (2014) Longitudinal neuropsychological performance of cognitive SuperAgers.Journal of the American Geriatrics Society. 62 (8):

1598-600.

［63］Felicia W. Sun et al. (2016) Youthful Brains in Older Adults: Preserved Neuroanatomy in the Default Mode and Salience Networks Contributes to Youthful Memory in Superaging. Journal of Neuroscience. 36;9659-9668.

［64］Jeremy S. Joseph et al. (2008) Exposure Therapy for Posttraumatic Stress Disorder. The Journal of Behavior Analysis of Offender and Victim Treatment and Prevention. 1, 69-79.

［65］Tina Seelig (2018) How to catch the winds of luck. Ideas and Research from Stanford University.

［66］Park, C. L. et al. (1996) Assessment and prediction of stress-related growth. Journal of Personality; 64: 71–105.

［67］Lawrence C. Katz et al. (2014) Keep Your Brain Alive: 83 Neurobic Exercises to Help Prevent Memory Loss and Increase Mental Fitness. Workman.

［68］Thomas F Denson et al. (2012) Self-Control and Aggression. Current Directions in Psychological Science. 21: 20-25.

［69］Eleanor A. Maguire et al. (1997) Recalling Routes around London: Activation of the Right Hippocampus in Taxi Drivers. Journal of Neuroscience. 17: 7103-7110.

PART3　实践篇——正确地治愈

［1］https://www.hsph.harvard.edu/nutritionsource/healthy-weight/best-diet-quality-counts/（2020 年 11 月 1 日浏览）

［2］D.L. Katz et al. (2014) Can We Say What Diet Is Best for Health? Annual Review of Public Health. 35: 83-103.

［3］Dariush Mozaffarian et al. (2011) Changes in diet and lifestyle and long-term weight gain in women and men. The New England journal of medicine. 364: 2392-404.

［4］Frank M Sacks et al. (2009) Comparison of weight-loss diets with different compositions of fat, protein, and carbohydrates. The New England journal of medicine. 360: 859-73.

［5］Fatemeh Foroozanfard et al. (2017) The effects of dietary approaches to stop hypertension diet on weight loss, anti-Müllerian hormone and metabolic profiles in women with polycystic ovary syndrome: A randomized clinical trial.Clinical endocrinology. 87: 51-58.

［6］Ingrid Toews et al. (2019) Association between intake of non-sugar sweeteners and health outcomes: systematic review and meta-analyses of randomised and non-randomised controlled trials and observational studies. British medical journal. 364:k4718.

［7］Joseph G Mancini et al. (2016) Systematic Review of the Mediterranean Diet for Long-Term Weight Loss.The American journal of medicine. 129 (4): 407-415.e4.

［8］Justyna Godos et al. (2019) Adherence to the Mediterranean Diet is Associated with Better Sleep Quality in Italian Adults. Nutrients. 11 (5) , 976.

［9］Victoria Meslier et al. (2020) Mediterranean diet intervention in overweight and obese subjects lowers plasma cholesterol and causes changes in the gut microbiome and metabolome independently of energy intake. Gut. 69 (7): 1258-1268.

［10］Denes Stefler et al. (2017) Mediterranean diet score and total and cardiovascular mortality in Eastern Europe: the HAPIEE study. European journal of nutrition. 56 (1) : 421–429.

［11］Sarah Am Kelly et al. (2017) Whole grain cereals for the primary or secondary prevention of cardiovascular disease. The Cochrane database of systematic reviews. 8:CD005051.

［12］MG Griswold et al. (2018) Alcohol use and burden for 195 countries and territories, 1990–2016: a systematic analysis for the Global Burden of Disease Study 2016. Lancet (London, Ergland). 392: 1015–35.

［13］Masayoshi Zaitsu et al. (2019) Light to Moderate Amount of Lifetime Alcohol Consumption and Risk of Cancer in Japan. Cancer. 126: 1031–1040.

［14］Dagfinn Aune et al. (2017) Fruit and vegetable intake and the risk of cardiovascular disease, total cancer and all-cause mortality—a systematic review and dose-response meta-analysis of prospective studies.International Journal of Epidemiology. 46: 1029–1056.

［15］Veronica Dewanto et al. (2002) Thermal processing enhances the nutritional value of tomatoes by increasing total antioxidant activity.Journal of agricultural and food chemistry. 50: 3010-4.

［16］Martijn Vermeulen et al. (2008) Bioavailability and kinetics of sulforaphane in humans after consumption of cooked versus raw broccoli. Journal agriculture and food chemistry 56 (22): 10505-9.

［17］Kim JY, Kwon YM, et al. (2018) Effects of the Brown Seaweed Laminaria japonica Supplementation on Serum Concentrations of IgG, Triglycerides, and Cholesterol, and Intestinal Microbiota Composition in Rats. Frontiers in Nutrition. 5: 23.

［18］Crystal Smith-Spangler et al. (2012) Are organic foods safer or healthier than conventional alternatives?: a systematic review. Annals of internal medicine. 157: 348-66.

［19］Marcin Baran'ski et al. (2014) Higher antioxidant and lower cadmium concentrations and lower incidence of pesticide residues in organically grown crops: a systematic literature review and meta-analyses. The British journal of nutrition. 112: 794-811.

［20］Laure Schnabel et al. (2019) Association Between Ultraprocessed Food Consumption and Risk of Mortality Among Middle-aged Adults in France. JAMA Internal Medicine. 179: 490-498.

［21］Thibault Fiolet et al. (2018) Consumption of ultra-processed foods and cancer risk: results from NutriNet-Santé prospective cohort.British medical journal. 360:k322.

［22］M Estévez et al. (2017) Dietary protein oxidation: A silent threat to human health? Critical reviews in food science and nutrition. 57: 3781-3793.

［23］Paul B Pencharz et al. (2016) Recent developments in understanding protein needs-How much and what kind should we eat? Applied physiology, nutrition, and metabolism. 41: 577-80.

［24］Chad M. Kerksick (2018) ISSN exercise & sports nutrition review update: research & recommendations. Journal of the International Society of Sports Nutrition. 15: 38.

［25］Rui Ganhão et al. (2010) Protein oxidation in emulsified cooked burger patties with added fruit extracts: Influence on colour and texture deterioration during chill storage. Meat Science. 85: 402-409.

［26］Rebecca P Dearlove et al. (2008) Inhibition of protein glycation by extracts of culinary herbs and spices. Journal of medicinal food. 11: 275-81.

［27］Jaime Uribarri et al. (2010) Advanced Glycation End Products in Foods and a Practical Guide to Their Reduction in the Diet. Journal of the American Dietetic Association. 110: 911-916.

［28］K I Skog et al. (1998) Carcinogenic heterocyclic amines in model systems and cooked foods: a review on formation, occurrence and intake.Food and chemical toxicology: an international journal published for the British Industrial Biological Research Association. 36 (9-10): 879-96.

［29］S Murray et al. (2001) Effect of cruciferous vegetable consumption on heterocyclic aromatic amine metabolism in man. Carcinogenesis; 22 (9) : 1413-20.

［30］Mario Estévez et al. (2011) Protein carbonyls in meat systems: a review. Meat science. 89: 259-79.

［31］http://www.iarc.fr/en/media-centre/pr/2015/pdfs/pr240_E.pdf（2020 年 11 月 1 日浏览）

［32］Victor W Zhong et al. (2020) Associations of Processed Meat, Unprocessed Red Meat, Poultry, or Fish Intake With Incident Cardiovascular Disease and All-Cause Mortality.JAMA internal medicine. 180: 503-512.

［33］David S Weigle et al. (2005) A high-protein diet induces sustained reductions in appetite, ad libitum caloric intake, and body weight despite compensatory changes in diurnal plasma leptin and ghrelin concentrations. The American Journal of Clinical Nutrition. 82: 41–48.

［34］Heather J Leidy et al. (2011) The effects of consuming frequent, higher protein meals on appetite and satiety during weight loss in overweight/ obese men.Obesity (Silver Spring). 19: 818-24.

[35] Dariush Sheikholeslami Vatani et al. (2012) Changes in antioxidant status and cardiovascular risk factors. of overweight young men after six weeks supplementation of whey protein isolate and resistance training. Appetite. 59: 673-8.

[36] Sebely Pal et al. (2010) Effects of whey protein isolate on body composition, lipids, insulin and glucose in overweight and obese individuals.The British journal of nutrition. 104: 716-23.

[37] Ronald J Maughan. (2013) Quality assurance issues in the use of dietary supplements, with special reference to protein supplements. The Journal of nutrition. 143: 1843S-1847S.

[38] Dariush Mozaffarian et al. (2006) Fish intake, contaminants, and human health: evaluating the risks and the benefits.Journal of the American Medical Association. 296: 1885-99.

[39] Malden C. Nesheim et al. (2007) Seafood Choices Balancing Benefits and Risks. Natl Academy Press.

[40] Rubén Domínguez et al. (2012) Cholesterol and Lipid Peroxides in Animal Products and Health Implications -A Review.Annals of Animal Science. 12: 25-52.

[41] James J DiNicolantonio et al. (2018) : the oxidized linoleic acid hypothesis. Open Heart. 5:e000898.

[42] Nithya Neelakantan et al. (2020) The Effect of Coconut Oil Consumption on Cardiovascular Risk Factors: A Systematic Review and Meta-Analysis of Clinical Trials.Circulation. 141: 803-814.

[43] P Oyetakin-White et al. (2015) Does poor sleep quality affect skin ageing? Clinical and experimental dermatology. 40: 17-22.

[44] Fernando Mata Ordóñez et al. (2017) Sleep improvement in athletes: use of nutritional supplements. Arch Med Deporte. 34: 93-99.

[45] Kenji Obayashi et al. (2018) Bedroom Light Exposure at Night and the Incidence of Depressive Symptoms: A Longitudinal Study of the HEIJO-

KYO Cohort. American Journal of Epidemiology. 187: 427–434.

[46] Tetsuo Harada et al. (2003) Effects of the usage of a blacked-out curtain on the sleep-wake rhythm of Japanese University students. Sleep and Biological Rhythms. 1: 179-181.

[47] Joshua J. Gooley et al. (2011) Exposure to Room Light before Bedtime Suppresses Melatonin Onset and Shortens Melatonin Duration in Humans. The Journal of clinical endocrinology and metabolism. 96: E463–E472.

[48] Hana Locihová et al. (2018) Effect of the use of earplugs and eye mask on the quality of sleep in intensive care patients: a systematic review.Journal of sleep research. 27:e12607.

[49] Mariana G Figueiro et al. (2017) The impact of daytime light exposures on sleep and mood in office workers. Sleep Health. 3: 204-215.

[50] Amber Brooks et al. (2006) A brief afternoon nap following nocturnal sleep restriction: which nap duration is most recuperative? Sleep. 29 (6) :831-40.

[51] Fujiwara Y, Machida A, Watanabe Y, et al. (2005) Association between dinner-to-bed time and gastro-esophageal reflux disease. American Journal of Gastroenterology. 100: 2633-6.

[52] Annie Britton et al. (2020) The association between alcohol consumption and sleep disorders among older people in the general population.Scientific Reports. 10: 5275 .

[53] Frances O'Callaghan et al. (2018) Effects of caffeine on sleep quality and daytime functioning. Risk management and healthcare policy. 11: 263–271.

[54] Masahiro Banno et al. (2018) Exercise can improve sleep quality: a systematic review and meta-analysis.PeerJ. 6: e5172.

[55] Jessica R. Lunsford-Avery et al. (2018) Validation of the Sleep Regularity Index in Older Adults and Associations with Cardiometabolic Risk. Scientific Reports. 8: 14158.

[56] Jodi A. Mindell et al. (2009) A Nightly Bedtime Routine: Impact on Sleep in Young Children and Maternal Mood.Sleep. 32: 599–606.

[57] Geir Scott Brunborg et al. (2011) The relationship between media use in the bedroom, sleep habits and symptoms of insomnia. Journal of Sleep

Research. 20: 569–575.

[58] Nick Obradovich et al. (2017) Nighttime temperature and human sleep loss in a changing climate.Science advances. 3: e1601555.

[59] Fernando Mata Ordóñez et al. (2017) Sleep improvement in athletes: use of nutritional supplements.Arch Med Deporte. 34: 93-99.

[60] P. Strøm - Tejsen et al. (2016) The effects of bedroom air quality on sleep and next - day performance.Indoor Air. 26: 679-86.

[61] Joseph G. Allen et al. (2016) Associations of Cognitive Function Scores with Carbon Dioxide, Ventilation, and Volatile Organic Compound Exposures in Office Workers: A Controlled Exposure Study of Green and Conventional Office Environments.Environ Health Perspect. 124: 805–812.

[62] Joshua J. Gooley et al. (2011) Exposure to Room Light before Bedtime Suppresses Melatonin Onset and Shortens Melatonin Duration in Humans. The Journal of clinical endocrinology and metabolism. 96: E463–E472.

[63] Mariana G Figueiro et al. (2011) The impact of light from computer monitors on melatonin levels in college students.Neuro endocrinology letters. 32 (2) :158-63.

[64] Melanie Knufinke et al. (2019) Restricting short-wavelength light in the evening to improve sleep in recreational athletes - A pilot study.European journal of sport science. 19: 728-735.

[65] Kimberly Burkhart et al. (2009) Amber lenses to block blue light and improve sleep: a randomized trial. Chronobiology international. 26: 1602-12.

[66] Rochelle Ackerley et al. (2015) Positive effects of a weighted blanket on insomnia.Journal of Sleep Medicine & Disorders. 2: 1022.

[67] Brian Mullen BS et al. (2008) Exploring the Safety and Therapeutic Effects of Deep Pressure Stimulation Using a Weighted Blanket.Occupational Therapy in Mental Health. 24: 65-89.

[68] Paul Gringras et al. (2014) Weighted blankets and sleep in autistic children-a randomized controlled trial. Pediatrics. 134: 298-306.

[69] Shahab Haghayegh et al. (2019) Before-bedtime passive body heating by

warm shower or bath to improve sleep: A systematic review and meta-analysis.Sleep Medicine Reviews. 46: 124-135.

［70］Marie-Pierre St-Onge et al. (2016) Effects of Diet on Sleep Quality. Advances in nutrition. 7: 938–949.

［71］Clarinda Nataria Sutanto et al. (2020) Association of Sleep Quality and Macronutrient Distribution: A Systematic Review and Meta-Regression. Nutrients. 12: 126.

［72］Marie-Pierre St-Onge et al. (2016) Fiber and Saturated Fat Are Associated with Sleep Arousals and Slow Wave Sleep.Journal of Clinical Sleep Medicine. 12: 19-24.

［73］Robert P Smith et al. (2019) Gut microbiome diversity is associated with sleep physiology in humans.PLoS One. 14:e0222394.

［74］Kees Meijer et al. (2010) Butyrate and other short-chain fatty acids as modulators of immunity: what relevance for health? Current opinion in clinical nutrition and metabolic care. 13: 715-21.

［75］Maddalena Rossi et al. (2005) Fermentation of Fructooligosaccharides and Inulin by Bifidobacteria: a Comparative Study of Pure and Fecal Cultures. Applied and environmental microbiology. 71: 6150–6158.

［76］D L Topping et al. (2001) Short-chain fatty acids and human colonic function: roles of resistant starch and nonstarch polysaccharides. Physiological reviews. 81: 1031-64.

［77］Tanjavan der Zweerde et al. (2019) Cognitive behavioral therapy for insomnia: A meta-analysis of long-term effects in controlled studies.Sleep Medicine Reviews. 48: 101208.

［78］Michael Ussher et al. (2009) Effect of isometric exercise and body scanning on cigarette cravings and withdrawal symptoms.Addiction. 104: 1251-7.

［79］Blaine Ditto et al. (2006) Short-term autonomic and cardiovascular effects of mindfulness body scan meditation.Annals of behavioral medicine: a publication of the Society of Behavioral Medicine. 32: 227-34.

［80］Michael K Scullin et al. (2018) The effects of bedtime writing on difficulty falling asleep: A polysomnographic study comparing to-do lists and completed activity lists.Journal of experimental psychology. General. 147: 139-146.

［81］Colleen E Carney et al. (2012) The consensus sleep diary: standardizing prospective sleep self-monitoring. Sleep. 35: 287-302.

［82］Arlener D. Turner et al. (2017) Is purpose in life associated with less sleep disturbance in older adults? Sleep Science and Practice. 1: 14.

［83］Aliya Alimujiang et al. (2019) Association Between Life Purpose and Mortality Among US Adults Older Than 50 Years.JAMA network open. 2:e194270.

［84］Ushma S. Neill (2012) Skin care in the aging female: myths and truths.The Journal of clinical investigation. 122: 473–477.

［85］Ichiro Iwai et al. (2013) Stratum corneum drying drives vertical compression and lipid organization and improves barrier function in vitro. Acta dermato-venereologica. 93: 138-143.

［86］Steven Q. Wang et al. (2016) Principles and Practice of Photoprotection. Adis.

［87］Francis Hx Yap et al. (2017) Active sunscreen ingredients in Australia. 58:e160-e170.

［88］Henry W. Lim et al. (2017) Current challenges in photoprotection.JAAD International; 76:S91-S99.

［89］Maria Celia B Hughes et al. (2013) Sunscreen and prevention of skin aging: a randomized trial.Annals of internal medicine. 158: 781-90.

［90］Divya R. Sambandan et al. (2011) Sunscreens: An overview and update. Journal of the American Academy of Dermatology. 64: 748-58.

［91］M.S. Latha et al. (2013) Sunscreening Agents A Review.The Journal of clinical and aesthetic dermatology. 6: 16–26.

［92］Brummitte Dale Wilson et al. (2012) Comprehensive Review of Ultraviolet Radiation and the Current Status on Sunscreens. The Journal of clinical and aesthetic dermatology. 5: 18-23.

［93］Stefan M Herzog et al. (2017) Sun Protection Factor Communication of Sunscreen Effectiveness: A Web-Based Study of Perception of

Effectiveness by Dermatologists.JAMA dermatology. 153 (3) :348-350.

[94] Joshua D Williams et al. (2018) SPF 100+ sunscreen is more protective against sunburn than SPF 50+ in actual use: Results of a randomized, double-blind, split-face, natural sunlight exposure clinical trial.Journal of the American Academy of Dermatology. 78: 902-910.e2.

[95] Nicholas Schmidt et al. (2011) Tretinoin: A Review of Its Anti-inflammatory Properties in the Treatment of Acne.The Journal of clinical and aesthetic dermatology. 4: 22–29.

[96] Stefano Veraldi et al. (2013) Short contact therapy of acne with tretinoin. The Journal of dermatological treatment. 24: 374-6.

[97] Eric S. Kim et al. (2017) Optimism and Cause-Specific Mortality: A Prospective Cohort Study.American Journal of Epidemiology. 185: 21–29.

[98] Lewina O. Lee et al. (2019) Optimism is associated with exceptional longevity in 2 epidemiologic cohorts of men and women.Proceedings of the National Academy of Sciences of the United States of America. 116: 18357-18362.

[99] Becca R Levy et al. (2018) Positive age beliefs protect against dementia even among elders with high-risk gene. PLoS One. 13:e0191004.

[100] Becca R Levy et al. (2002) Longevity increased by positive self-perceptions of aging. J Pers Soc Psychol. 83: 261-70.

[101] Paul Kenneth Hitchcott et al. (2017) Psychological Well-Being in Italian Families: An Exploratory Approach to the Study of Mental Health Across the Adult Life Span in the Blue Zone.Europe's journal of psychology. 13: 441-454

[102] Wilver, N. L., Summers, B. J., & Cougle, J. R. (2020) . Effects of safety behavior fading on appearance concerns and related symptoms. Journal of Consulting and Clinical Psychology. 88: 65–74.

[103] Grace Holland et al. (2016) A systematic review of the impact of the use of social networking sites on body image and disordered eating outcomes. Body Image. 17: 100-110.

[104] RSPH (2017) #StatusOfMind Social media and young people's mental

health and wellbeing https://www. rsph.org.uk/static/uploaded/d125b27c-0b62-41c5-a2c0155a8887cd01.pdf（2020 年 11 月 1 日浏览）

［105］Jessica C Levenson et al. (2017) Social Media Use Before Bed and Sleep Disturbance Among Young Adults in the United States: A Nationally Representative Study.Sleep. 40.

［106］John S. Hutton et al. (2020) Associations Between Screen-Based Media Use and Brain White Matter Integrity in Preschool-Aged Children.JAMA Pediatr. 174:e193869.

［107］Happiness Research Institute (2015) The Facebook experiment does social media affect the quality of our lives? https://www. happinessresearchinstitute.com/publications（2020 年 11 月 1 日浏览）

［108］Laura M Hsu et al. (2010) The Influence of Age-Related Cues on Health and Longevity.Perspectives on psychological science: a journal of the Association for Psychological Science. 5 (6) :632-48.

［109］Alexander, C. N., & Langer, E. J.（Eds.）.(1990). Higher stages of human development: Perspectives on adult growth. Oxford University Press.

［110］Isla Rippon et al. (2015) Feeling old vs being old: associations between self-perceived age and mortality.JAMA internal medicine. 175: 307-9.

［111］Yannick Stephan et al. (2016) Feeling older and risk of hospitalization: Evidence from three longitudinal cohorts.Health psychology: official journal of the Division of Health Psychology, American Psychological Association. 35: 634-7.

［112］Francisco Rodríguez-Cifuentes et al. (2018) Older Worker Identity and Job Performance: The Moderator Role of Subjective Age and Self-Efficacy. Int J Environ Res Public Health. 15 (12) : 2731.

［113］Juyoung Park et al. (2020) A Narrative Review of Movement-Based Mind-Body Interventions: Effects of Yoga, Tai Chi, and Qigong for Back Pain Patients.Holistic nursing practice. 34: 3-23.

［114］DianneNeumark-Sztainer et al. (2018) Yoga and body image: How do young adults practicing yoga describe its impact on their body image?

Body Image. 27: 156-168.

［115］Sara Elysia Clancy (2010) The effects of yoga on body dissatisfaction, self-objectification, and mindfulness of the body in college women. Washington State University, ProQuest Dissertations Publishing. 3437155.

［116］Jessica M Alleva et al. (2015) Expand Your Horizon: A programme that improves body image and reduces self-objectification by training women to focus on body functionality.Body Image. 15: 81-9.

［117］Angelina R. Sutin et al. (2013) Perceived Weight Discrimination and Obesity.PLoS One. 8: e70048.

［118］Allison C Kelly et al. (2014) Self-compassion moderates the relationship between body mass index and both eating disorder pathology and body image flexibility.Body Image. 11: 446-53.

PART4　线路图篇——正确地执行

［1］Lauri Nummenmaa et al. (2020) Lowered endogenous mu-opioid receptor availability in subclinical depression and anxiety.Neuropsychopharmacology. 45: 1953–1959.

［2］Zoe Diana Draelos. (2007)Skin lightening preparations and the hydroquinone controversy.Dermatologic therapy. 20: 308-13.

［3］Farid Menaa et al. (2014)Chapter 63 - Polyphenols against Skin Aging. Polyphenols in Human Health and Disease. 1: 819-830.

［4］Joseph Michael Northey et al. (2018)Exercise interventions for cognitive function in adults older than 50: a systematic review with meta-analysis. British journal of sports medicine. 52: 154-160.

［5］Roy J Hardman et al.(2016) Adherence to a Mediterranean-Style Diet and Effects on Cognition in Adults: A Qualitative Evaluation and Systematic Review of Longitudinal and Prospective Trials.Frontiers in nutrition. 3: 22.